DR AUDET

MANUEL PRATIQUE

DE

MÉDECINE MILITAIRE

avec planches hors texte

Id 137
52

MANUEL PRATIQUE

DE

MÉDECINE MILITAIRE

BIBLIOTHÈQUE DE L'ÉLÈVE ET DU PRATICIEN

Collection publiée dans le format in-18 jésus. Cartonnage diamant, tranches rouges

---

MANUEL PRATIQUE

DE

MÉDECINE MILITAIRE

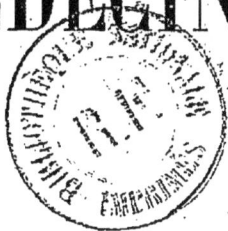

PAR

LE Dr AUDET

MÉDECIN-MAJOR A L'ÉCOLE SPÉCIALE MILITAIRE

DE SAINT-CYR

PARIS

OCTAVE DOIN, ÉDITEUR

8, PLACE DE L'ODÉON, 8

1885

PRÉFACE

La loi du 16 mars 1882 sur l'administration de l'armée a divisé le service de santé en deux parties : l'une permanente, c'est le *corps de santé militaire*, chargé d'étudier la pratique médico-chirurgicale militaire, de prévoir tous les besoins de la mobilisation, et de constituer en campagne la *direction* dans chaque *unité*, soit régimentaire, soit hospitalière. La deuxième partie, réserve mobilisable, est formée de médecins et pharmaciens militaires, démissionnaires ou retraités, de médecins civils, d'officiers de santé, d'étudiants en médecine à 12 inscriptions, sous les titres de *médecins de réserve* ou de *médecins auxiliaires*.

Aux premiers sont nécessaires, non seulement les connaissances médico-chirurgicales, mais surtout pour la direction, la connaissance des règles d'administration.

Aux seconds, en dehors de leur savoir professionnel, est indispensable pour l'exécution, une connaissance générale du réglement du service de santé.

Notre but, dans ce Manuel, est de résumer et compléter tous les travaux écrits sur ce sujet, et de faire toute l'étude du service de santé, *fonctionnement* et *administration* à l'intérieur et en campagne.

Sans doute, ce travail est à revoir chaque année, mais déjà le gros œuvre est établi, et les médecins des cadres actif et de réserve y trouveront les règles nécessaires à toute bonne direction et exécution du service.

MANUEL

DE

MÉDECINE MILITAIRE

CHAPITRE PREMIER

NOTIONS SUR L'ORGANISATION GÉNÉRALE DE L'ARMÉE

Avant la guerre de 1870, l'armée française était formée d'un certain nombre de régiments d'infanterie, de cavalerie, d'artillerie et du génie, éléments désunis d'une armée.

Chaque homme accomplissait sept années de service ; l'exonération à prix d'argent permettait aux classes aisées de se soustraire à l'impôt de la défense du sol national.

L'armée était donc formée de toute la classe pauvre, militarisée par une longue accoutumance, oublieuse des siens au profit de la famille militaire, instruite, brave, mais trop peu nombreuse dans un âge où le soldat représente surtout un fusil.

Chaque arme suivait sa destinée, ignorant les besoins et les progrès des autres armes.

Il existait des services divers, génie, artillerie, intendance, vivant de leur vie propre et peu certains de l'étendue de leurs droits, surtout de leurs devoirs en campagne.

Du reste, les généraux commandaient un territoire et non pas des troupes ; l'armée se formait au moment de la déclaration de guerre de morceaux réunis sans méthode dans la main d'un chef inconnu.

A côté du général était un état-major formé de membres étrangers les uns aux autres, et, sans préparation, appelés à un service nouveau.

. . . .

. . . .

Après nos désastres, la France a voulu d'une main ferme réformer ou plutôt créer des institutions militaires, et de là est née l'armée nouvelle, dont l'organisation repose sur trois lois :

1° Loi du 27 juillet 1872. Recrutement ;

2° Loi du 24 juillet 1873. Organisation de l'armée ;

3° Loi du 13 mars 1875. Cadres et effectifs ;

RECRUTEMENT. — « Art. 1er. — Tout Français doit « le service personnel.

« Art. 36. — Tout Français qui n'a pas été déclaré « impropre à tout service militaire, fait partie :

« De l'armée active pendant 5 ans ;

« De la réserve de l'armée active pendant 4 ans ;

« De l'armée territoriale pendant 5 ans ;

« De la réserve de l'armée territoriale pendant « 6 ans.

« L'armée territoriale et sa réserve sont organisées
« par région.

« Art. 38. — La durée du service compte à partir
« du 1ᵉʳ juillet de l'année du tirage au sort.

*C'est donc au 30 juin qu'ont lieu les passages, en
temps de paix, d'une armée dans une autre.*

L'armée française est donc nationale, c'est la partie
valide de toute la nation en armes. Mais, pour augmenter le nombre des soldats, on a dû réduire le
stage militaire. On va peut-être le ramener à trois
ans.

Est-ce suffisant? Non, disent quelques hommes
compétents; l'armée ne sera pas disciplinée.

Il nous semble que l'éducation militaire d'un soldat
comprend deux éléments :

1° La militarisation (discipline, esprit du devoir);
2° L'instruction mécanique.

L'esprit du devoir ne naît pas à la caserne : il peut
s'y développer. C'est à l'école qu'il prend naissance,
comme le fait ressortir M. Gréard dans ses études sur
l'éducation, et, cet esprit, l'homme le porte avec lui
dans l'armée et dans tous les actes de sa vie. C'est de
l'éducation pure.

Il reste donc trois ans pour l'instruction mécanique,
et ce temps de stage sera suffisant le jour ou, comme
en Allemagne, l'école aura préparé le soldat.

ORGANISATION. — La loi du 24 juillet 1873 donne à
l'armée un corps et la rend prête à marcher depuis
le chef jusqu'au dernier homme. La guerre ne sera

que la mise en mouvement de chaque corps d'armée provisoirement arrêté dans ses garnisons.

Le territoire de la France est divisé en dix-huit régions correspondant chacune à un corps d'armée.

Le 19e corps est spécial à l'Algérie.

Au centre de chaque région se trouve le général du corps d'armée; auprès de lui son état-major, divisé en deux parties, l'une active, l'autre territoriale; à ses côtés, les directeurs des divers services, artillerie, génie, administration, service de santé, toujours prêts à partir; sous sa main tous les magasins.

Chaque corps est divisé en subdivisions de région, siège de divisions et de brigades.

Le corps d'armée comprend :

2 divisions d'infanterie : 8 régiments, chacun de 3 bataillons à 4 compagnies.

1 bataillon de chasseurs à pied à 4 compagnies.

1 brigade de cavalerie : 2 régiments, chacun de 4 escadrons.

1 brigade d'artillerie;

1 bataillon du génie;

1 escadron du train.

De plus, il existe des divisions de cavalerie indépendantes, chacune à 6 régiments :

2 régiments de cuirassiers,

2 régiments de dragons;

2 régiments de hussards ou chasseurs.

A chaque division sont attachées des batteries à cheval.

Enfin, pour la garde des forteresses, il a été creé 16 bataillons d'artillerie. (24 juillet 1883.)

A la tête de ce grand organisme se trouve l'état-major général, généraux et officiers d'état-major brevetés.

Les services divers sont :

Le service administratif ;
Le service de santé ;
Les aumôniers ;
La trésorerie et les postes ;
La télégraphie militaire ;
Le service militaire des chemins de fer.

MOBILISATION. — En temps de paix le corps d'armée stationne dans ses garnisons.

Dès la déclaration de guerre, le ministre de la guerre donne au général de chaque corps d'armée l'ordre de mobilisation de tout ou partie des hommes des diverses classes de la disponibilité et de la réserve, enfin de la mise en activité des diverses classes de l'armée territoriale.

Aussitôt cet ordre reçu, le général prescrit à chaque commandant de bureau de recrutement de subdivision de faire connaître aux intéressés qu'ils aient à se rendre à leur corps dans le délai fixé par l'ordre de départ.

La mobilisation peut avoir lieu par voie d'affiches ou de publication sur la voie publique. En conséquence tout homme à la disposition de l'autorité militaire ou faisant partie de la disponibilité et de la réserve de l'armée active, de l'armée territoriale et de la réserve de cette armée, devra se mettre en route de façon à

arriver à son corps le jour fixé par l'ordre de mobilisation ou par le certificat inscrit sur son livret et
sans attendre la notification individuelle d'un ordre
de route ou d'appel.

A dater du jour où il a reçu l'ordre de mobilisation,
le général du corps d'armée est assisté par l'officier
général qui doit le remplacer. Cet officier général
prend le commandement de la région le jour où le
corps d'armée est parti. C'est désormais ce commandant qui dirigera tout le service avec un état-
major désigné d'avance et des services territoriaux,
administration, service de santé. Ces services sont
remplis, dans les fonctions dirigeantes, par des officiers retraités maintenus pendant cinq ans à la disposition du ministre de la guerre ou par des officiers
démissionnaires, qui reprennent leur grade primitif
ou un grade supérieur.

L'armée territoriale peut être formée en corps
d'armée destinés à tenir campagne.

Désormais généraux et soldats sont toujours prêts
à entrer en campagne, les chefs conduisant les
troupes qu'ils ont formées.

De plus, l'armée est formée de troupes rappelées,
d'âge différent, et ce mélange, loin de nous sembler
mauvais, au point de vue physique nous paraît au
contraire excellent; car une campagne est une période de fatigues plutôt que de combats, et demande,
outre l'instruction, la résistance organique. Or, les
réservistes sont des hommes faits. Leur instruction
est suffisante, et quant à leur état moral, il est cer-

tain qu'au bout de quelques jours, sous la direction
d'officiers énergiques, le régiment sera homogène.
La discipline y règnera.

CHAPITRE II

DE L'HISTOIRE DU CORPS DE SANTÉ

« Le lit d'honneur des blessés, disait La Noue, est un bon fossé ou une arquebusade les aura jetés. » C'était le temps héroïque.

Depuis cette époque, la guerre est devenue, non plus un honneur pour quelques-uns, mais un honneur et un devoir pour tous, et le service de santé a été créé.

Les premiers médecins militaires faisaient partie de la maison des princes : Ambroise Paré chez le duc de Rohan, André Vésale à la cour de Charles-Quint.

En 1597, Sully, à l'occasion du siège d'Amiens, créa des ambulances pour suivre le mouvement des armées : en même temps, des hôpitaux civils étaient militarisés ; les Invalides étaient fondés en 1659.

En 1708, un édit royal créait un service permanent de médecins et chirurgiens inspecteurs généraux et majors à la suite des armées. Ce service comptait 200 chirurgiens et médecins.

C'était déjà le service de santé...

En 1747, l'intendant Foutanieux rédigea le règlement des hôpitaux dont la base nous régit encore ; il créa des hôpitaux d'instruction pour former des élèves et institua le conseil de santé.

En 1761, de Chamousset mit au concours les places de chirurgiens et créa la Pharmacie centrale.

En 1780 fut fondé le *Journal de médecine et de chirurgie militaire*.

Cependant le service de santé déclinait et en 1788 sa désorganisation était telle, qu'il ne comptait plus que 170 membres ou élèves, mais deux hommes le représentaient :

Garengeot, Percy.

Alors éclata la Révolution, alors eurent lieu les guerres du Consulat et de l'Empire, période héroïque pour l'armée, période de travaux inouïs pour le service de santé, pendant laquelle trois hommes, Percy, Larrey, Desgenettes ont supporté tout le fardeau.

Grâce à leur activité et à leur savoir, à leur génie, tout le service sanitaire fut rempli chaque jour avec un succès encore inconnu dans les armées.

Au début des opérations contre la Prusse, les ambulances sont mal organisées et les secours sont trop tardifs : Percy et Larrey se disputent l'honneur d'avoir créé les ambulances volantes et les voitures légères. En Egypte, il faut transporter des blessés à travers les déserts ; Larrey improvise les cacolets pour mulets ou chameaux.

A Jaffa, la peste décime l'armée ; il faut, à force de savoir et de dévouement, lutter contre la contagion ; Desgenettes est désigné. Pour les grandes campagnes

où l'Empereur faisait mouvoir des masses d'un bout
de l'Europe à l'autre, il fallait un organisateur
prévoyant : Percy fut cet homme, secondé par
Larrey, médecin chef de la Garde.

Voila ce qui fut fait à ce moment avec des éléments
désunis qu'il fallait instruire en marchant, avec un
corps qui n'existait pas et que Napoléon n'eut que
le projet de créer. C'est qu'alors dans une armée le
général commandait directement le service de santé ;
le médecin exprimait ses besoins, le général or-
donnait et l'ordonnateur exécutait ; le résultat était
acquis.

Après la chute de l'Empire, l'intendance, en s'éle-
vant, va développer le corps de santé, mais pour en
faire un de ses agents, et désormais elle sera toujours
entre le commandement et le médecin-chef.

En vain les médecins demanderont des réformes ;
le général ne connaîtra leurs réclamations que par
un intermédiaire. Triste enseignement de la campagne de Crimée, pendant laquelle Scrive, Baudens
et Michel Lévy ont usé leur énergie à réclamer sans
succès.

En 1816, les hôpitaux d'instruction sont rétablis : le
19 octobre 1841, une ordonnance royale donne aux
médecins un rang dans l'armée et le corps est constitué, mais sous la direction de l'intendance.

Depuis ce jour commence l'effort des médecins
militaires pour obtenir l'autonomie, c'est-à-dire pour
se placer directement sous les ordres du commandement.

Elle leur fut accordée avec l'assimilation par le

décret du 3 mai 1848 ; mais le 23 mars 1852, ce décret fut déclaré révolutionnaire.

Le décret du 18 juin 1860 leur donna l'assimilation aux grades de l'armée.

Il fallut les enseignements des guerres de Crimée, d'Italie et de 1870, l'exemple des nations étrangères, le dévouement incessant des médecins en Afrique, au Mexique, pour détruire les préventions et démontrer l'évidence.

Depuis 1870, on sentait qu'il fallait mettre le service de santé à la hauteur des besoins de la nouvelle armée ; les résultats obtenus par la Prusse étaient, du reste, devant nous comme exemple.

Ce jour-là, malgré toutes les oppositions, la cause fut gagnée.

CHAPITRE III

DE L'ORGANISATION DU SERVICE DE SANTÉ

L'organisation générale du service de santé repose sur la loi du 16 mars 1882, de l'administration de l'armée, et sur le décret du 27 mai 1882 créant une direction au ministère de la guerre.

La première loi fixe d'abord la division de chaque service en trois parties:

Direction ;

Gestion ou exécution ;

Contrôle.

La direction ne participe pas à la gestion ; le contrôle ne prend part ni à la gestion ni à la direction et ne relève que du ministre.

En même temps, pour le service de santé, elle consacre le principe de l'autonomie, et fixe les règles générales de la direction, de l'exécution, du contrôle, du recrutement, des cadres, de la mobilisation.

Comme conséquence, le décret du 27 mai 1882 fixe la création d'une direction au ministère de la guerre et donne une tête au corps de santé.

C'est sous l'impulsion de cette direction, qu'en

moins de deux ans, le service de santé sera formé de toutes pièces.

L'organisation du service de santé comprend donc l'étude des principes nouveaux reconnus par la loi et de la législation relative à la solde, à la tenue, à l'avancement, aux mariages.

AUTONOMIE. — « Art. 2. — L'administration de « l'armée comprendra :

. . . .

« Le service de l'intendance ;

. . . .

« Le service de santé.

DIRECTION. — « Art. 16. — Les directeurs du ser-
« vice de santé dans les corps d'armée, ainsi que les
« chefs du service de santé dans les hôpitaux et am-
« bulances sont pris parmi les membres du corps des
« médecins militaires.

« Art. 9 et 13.— Les directeurs et chefs du service
« dans les corps d'armée et les divisions sont sous les
« ordres immédiats des généraux commandant ces
« corps d'armée ou ces divisions.

« Art. 16. — Ils ont, en ce qui concerne l'exécution
« du service de santé, autorité sur tout le personnel
« militaire et civil attaché d'une manière permanente
« ou temporaire à ce service. » (16 mars 1882.)

EXÉCUTION. — Le personnel concourant à l'exécution du service comprend :

Dans un régiment :

1° Des médecins du cadre actif ;

2° Des médecins de réserve et auxiliaires ;

3° Des infirmiers et brancardiers régimentaires.

Dans un hôpital :

1° Les officiers du corps de santé : médecins et pharmaciens ;

2° Les officiers d'administration des hôpitaux ;

3° Des médecins de réserve ;

4° Des infirmiers militaires organisés en sections comprenant :

    a. Des infirmiers de visite ;

    b. Des infirmiers commis aux écritures ;

    c. Des infirmiers d'exploitation.

Ces sections, au nombre de 25, sont attachées aux différents corps d'armée et affectées au service des hôpitaux, des dépôts de médicaments et des magasins du mobilier ; en campagne, aux ambulances. Des infirmiers peuvent être détachés pour faire le service dans les salles militaires des hôpitaux civils.

Chaque section forme un corps distinct, tant pour l'administration que pour le commandement, sous les ordres d'un officier d'administration, et sous l'autorité des fonctionnaires de l'intendance. Cet officier ne peut être ni comptable de l'hôpital du lieu ni attaché à une direction (28 décembre 1883);

5° Éventuellement, des détachements du train des équipages militaires ou d'autres troupes ;

6° Le personnel civil attaché d'une manière permanente ou temporaire à ce service.

ORDONNANCEMENT. — Il est assuré par le service de l'intendance.

INTENDANCE. — Les attributions de ce corps sont réglées par les décrets des 16 et 26 février 1883 et l'instruction du 5 avril 1883.

Le règlement du 16 février 1883 définit les attributions générales de l'intendance :

Solde, subsistances militaires ;

Habillement et campement ;

Harnachement de la cavalerie ;

Service de marche et transports ;

Lits militaires ;

Ordonnancement des dépenses relatives à ces services ;

Ordonnancement des dépenses des corps de troupes et des établissements considérés comme tels ; vérification de ces dépenses ;

Ordonnancement de toutes les dépenses du service de santé et vérification des gestions en deniers et matières y relatives.

Fourniture du matériel et des approvisionnements des hôpitaux et ambulances.

L'instruction du 26 février définit plus exactement les attributions des intendants à l'égard du service de santé. Ils sont chargés de la direction des magasins généraux, du mobilier et des médicaments destinés au service de santé.

Tout le personnel attaché à ces établissements est sous leurs ordres directs.

Ils exercent la surveillance administrative sur les hôpitaux militaires et les salles militaires des hôpitaux civils :

1° A l'égard du personnel : tenue des contrôles spé-

ciaux, visa des billets d'hôpital, revues d'effectif
de tout le personnel, y compris les malades ;

2° A l'égard des deniers : vérifications de caisses ;

3° A l'égard du matériel : recensement des magasins.

¹ Quand un conseil d'administration est créé, l'intendance exerce à son égard sa surveillance, comme
à l'égard d'un corps de troupe.

La circulaire du 5 avril 1883 prescrit la suppléance
des intendants par des officiers de corps de troupes
et la désignation d'officiers suppléants du sous-intendant dans les villes où n'existe pas un fonctionnaire
de ce service.

CONTRÔLE. — Le contrôle est exercé par le corps
du contrôle, dont l'organisation repose sur la loi du
16 mars 1882 et le décret du 28 octobre 1882.

« Le corps du contrôle, créé par la présente loi, a
« une hiérarchie propre « (16 mars 1882).

« Il est créé au ministère de la guerre une direction
« du contrôle placée sous l'autorité directe du mi-
« nistre » (28 octobre 1882).

Le contrôleur se présente sans avis préalable à
l'autorité militaire du lieu et réclame de celle-ci, sur
la seule exhibition de sa commission, tous les ordres
nécessaires pour l'exercice de ses inspections et vérifications, soit dans les corps de troupes, soit dans les
établissements militaires.

Les actes de la direction comme les faits de la

---

¹ Le règlement sur le service de santé à l'intérieur sup-
prime cette création.

gestion sont soumis à son contrôle. Il examine la comptabilité des ordonnateurs aussi bien que celle des comptables.

Tous les magasins, chantiers, locaux lui sont ouverts, etc.

Il vise, *ne varietur*, les registres sur lesquels a porté la vérification.

Toutefois, le contrôleur ne peut pas diriger ou suspendre une opération ; il se borne à rappeler les lois et à provoquer des explications, qui devront être fournies de vive voix, ou par écrit, s'il le demande.

La note explicative du 16 avril 1883 concerne les analyses immédiates à faire dans l'hôpital sur demande du contrôleur.

Le médecin chef doit déférer de suite à cette demande en prescrivant au pharmacien de l'hôpital de procéder sans retard à l'analyse ; il en fait connaître les résultats aux fonctionnaires qui l'auront réclamée.

L'action du contrôle s'étend (4 septembre 1883), sur l'ordre du ministre, aux réglements, marchés, projets de décrets émanant des diverses directions de l'administration centrale, ainsi qu'aux opérations et comptes de l'administration centrale de le guerre.

RECRUTEMENT.—Les médecins et pharmaciens aides-major de deuxième classe se recrutent parmi les élèves du service de santé militaire. Leur position au point de vue de leurs obligations du service militaire est réglée par les lois sur le recrutement (16 mars 1882).

Depuis la suppression de l'Ecole de Strasbourg, les élèves du service de santé sont (décret des 5 octobre

1872, 15 juin 1880 et 11 mars 1884), recrutés à la suite d'un concours établi : pour la médecine, parmi les étudiants à quatre, huit, douze et seize inscriptions pour le doctorat et ayant satisfait aux examens correspondants : pour la pharmacie, parmi les étudiants pourvus d'un des deux diplômes et un stage officinal de deux années au 1er novembre, parmi ceux ayant quatre, huit ou douze inscriptions valables pour le titre de pharmacien de première classe et ayant satisfait aux examens de fin d'année ou aux examens semestriels.

Les candidats doivent avoir moins de vingt-deux ans au 1er janvier de l'année courante (médecine), moins de vingt-deux ans (pharmacie), s'ils sont sans inscriptions. Une année est accordée en plus par année d'étude.

Les élèves en cours d'étude sont répartis dans onze villes à leurs choix (y compris Paris[1]), pour continuer leurs études ; ils sont attachés à l'hôpital militaire ou aux salles militaires pour concourir à l'exécution du service médical et pharmaceutique. Au point de vue militaire, ils sont immatriculés pour ordre dans le régiment d'infanterie de la subdivision dont ils dépendent (26 mars 1884) et qui est chargé de demander les congés renouvelables (6 février 1884).

Après un examen d'aptitude auquel peuvent prendre part les docteurs en médecine et les pharmaciens de première classe, âgés de moins de vingt-six ans au 1er janvier de l'année (6 octobre 1883), les

---

[1] Alger, Bordeaux, Lille, Lyon, Marseille, Montpellier, Nancy, Nantes, Paris, Rennes, Toulouse.

élèves du service de santé passent au Val-de-Grâce, comme stagiaires.

Chaque candidat souscrit un engagement d'honneur de servir pendant dix ans au moins dans l'armée, à dater de sa nomination au grade d'aide-major de deuxième classe.

En cas de démission ou de licenciemeut avant le doctorat, ou pendant le stage au Val-de-Grâce, ou avant l'expiration de l'engagement d'honneur de dix ans (9 avril 1880), le remboursement de tous les frais de scolarité, d'indemnité, de subvention (11 mars 1884), de première mise d'équipement (6 octobre 1883), est dû, et le licencié ou démissionnaire ne peut plus occuper aucun grade de sa spécialité dans la réserve ou l'armée territoriale.

Les frais universitaires des élèves sont réglés par le ministère de la guerre, sauf remboursement en cas de licenciement.

A partir de la treizième inscription, pour les médecins, et de la neuvième pour les pharmaciens, une indemnité de 1,200 f. est allouée pendant deux ans au maximum. Les boursiers du Prytanée militaire (seuls), peuvent sur leur demande obtenir dès leur admission une subvention de 1,200 fr. pour Paris, de 1,000 fr. pour Lyon et Marseille, et de 800 fr. dans les autres villes.

Au Val-de-Grâce, le stagiaire reçoit 2,800 fr. par an, à titre de subvention; il porte l'uniforme et reçoit une indemnité de première mise d'équipement de 500 fr. payable la moitié au moment de on admission, l'autre moitié à sa sortie.

Après avoir satisfait aux examens de sortie, il est nommé aide-major de deuxième classe.

Une expérience de dix années a démontré l'insuffisance du système de recrutement des élèves du service de santé militaire, et le décret du 1er octobre 1883 non appliqué a pour but de créer pour eux deux écoles préparatoires.

Sous plusieurs rapports l'intérêt du corps demande cette création chaque jour plus nécessaire en face des grandes obligations de service.

CADRES. — Le cadre du corps de santé militaire est fixé par la loi du 16 mars 1882.

Il comprend :

MÉDECINS OU PHARMACIENS.		MÉDEC.	PHARM.
Aide-major, 2e classe.	Sous-lieutenant . .	100	15
Id. 1re classe.	Lieutenant	300	43
Major, 2e classe.	Capitaine	480	68
Id. 1re classe.	Commandant . . .	320	46
Principal, 2e classe.	Lieutenant-colonel .	45	6
Id. 1re classe.	Colonel.	45	6
Inspecteur	Général de brigade.	9	1
Inspecteur général. .	Général de division.	1	»
	Totaux	1.300	185

Le personnel des officiers d'administration des hôpitaux forme un corps distinct relevant du service de l'intendance :

Officiers d'administration.	Adjoints de 2re classe.	112
	Adjoints de 1re classe.	112
	Comptables de 2e classe.	56
	Id. 1re classe.	56
	Principaux	14
	Total	350

Ces officiers jouissent des bénéfices de la loi du 19 mai 1834 sur l'état des officiers.

Les officiers adjoints de deuxième classe se recrutent exclusivement parmi les adjudants élèves d'administration ayant servi au moins un an dans cet emploi.

Les adjudants élèves se recrutent parmi les élèves stagiaires de l'école d'administration. L'admission à cette école a lieu à la suite d'un concours.

ÉTAT DES OFFICIERS. — La situation des membres du corps de santé, repose, comme celle de tous les officiers, sur la loi du 19 mai 1834.

Le grade est conféré par le chef de l'État; l'officier peut le perdre par :

Démission ; acceptée par le roi.

Perte de la qualité de Français, prononcée par jugement.

Condamnation à une peine correctionnelle ;

Destitution par jugement du conseil de guerre.

Les positions de l'officier sont :

1° L'*activité* et la *disponibilité* ;

2° La *non-activité* ;

    a. Licenciement de corps ;

    b. Suppressions d'emploi ;

    c. Rentrée de captivité ;

    d. Infirmités temporaires [1] ;

    e. Retrait d'emploi [2].

---

[1] La non-activité pour infirmités temporaires n'est pas applicable aux généraux (18 mars 1875).

[2] Le temps passé en non-activité est compté comme service effectif pour la réforme ou la retraite seulement.

3° La *réforme* :

    a. Infirmités incurables ;

    b. Mesure de discipline.

Celle-ci ne peut être prononcée que pour :

    a. Inconduite habituelle ;

    b. Fautes graves dans le service ou contre la discipline ;

    c. Fautes contre l'honneur ;

    d. Prolongation de la non-activité au-delà de 3 ans.

La réforme pour les trois premiers motifs est pro-noncée par décision du chef de l'Etat sur le rapport du ministre de la guerre, d'après avis d'un conseil d'enquête. La réforme pour prolongation de la non-activité pendant trois ans *ne* peut être prononcée qu'à l'égard de l'officier, qui, d'après l'avis du conseil d'enquête, aura été reconnu non susceptible d'être rappelé à l'activité.

Les avis du conseil d'enquête ne pourront être modifiés qu'en faveur de l'officier.

5° *La retraite* :

    a. Ancienneté de service ;

    b. Blessures ou infirmités.

Le droit à la retraite commence à trente ans de présence et la limite d'âge est fixée pour :

Médecins ou pharmaciens.	Inspecteur général (retraité ou réserve)	65 ans.
	Inspecteur.	62 ans.
	Principal 1^r et 2e cl. retraite,	60
	Major de 1re classe, id.	58
	Major de 2e classe, id.	56
	Aide-major 1re et 2e cl. id.	50

Conseil d'enquête. — A la suite de la loi sur l'état des officiers doit se placer le décret sur les conseils d'enquête (29 juin 1878).

Il existe trois espèces de conseils :

1° Conseil de régiment ;

2° Conseil de corps d'armée ;

3° Conseil spécial pour les généraux et assimilés.

Chaque conseil d'enquête est composé de cinq membres qui sont désignés d'après le grade ou l'emploi de l'officier objet de l'enquête.

Pour les officiers inférieurs.

1 général de brigade.
1 colonel.
1 officier supérieur.
1 capitaine.
1 capitaine.
1 lieutenant.
1 sous-lieutenant

Suivant le grade.

Deux membres au moins doivent être de l'arme ou du service militaire auquel appartient l'officier objet de l'enquête.

Les médecins des corps de troupes jusqu'au grade de médecin-major de deuxième classe inclus relèvent du conseil de régiment : les deux médecins sont pris parmi les autres médecins de la division et désignés par le général.

Les médecins des hôpitaux jusqu'au médecin-major de deuxième classe inclus relèvent du conseil de corps d'armée nommé par le général du corps d'armée. Sa composition est la même que celle du conseil de régiment.

Tous les officiers supérieurs relèvent du conseil de corps d'armée dont la composition est :

Pour un commandant.
{
1 général de division.
1 général de brigade.
1 colonel.
2 commandants.
}

Lieutenant-colonel.
{
1 général de division.
1 général de brigade.
1 colonel.
2 lieutenants-colonels.
}

Colonel.
{
1 général de division.
2 généraux de brigades.
2 colonels.
}

Deux membres au moins font partie de l'arme ou du service de l'intéressé.

8 janvier 1879. — Dans le gouvernement militaire de Paris les membres des conseils d'enquête de région ou de corps d'armée, autres que le président, sont pris, toutes les fois que cela est possible, dans la division d'infanterie ou de cavalerie, dans la brigade d'artillerie ou dans les services de l'armée dont fait partie l'officier objet de l'enquête.

Les membres d'un conseil d'enquête sont choisis parmi les officiers ou assimilés d'un grade soit supérieur, soit plus ancien que celui de l'officier objet de l'enquête.

Aucun officier ne peut être envoyé devant un conseil d'enquête sans l'ordre spécial du ministre de la guerre, sauf *hors du territoire français européen et de l'Algérie.* Pour les officiers et assimilés d'un corps de troupe, un rapport spécial est fait par le chef de corps ou un officier supérieur qu'il désigne ;

pour les officiers, chefs de corps ou de service ou officiers sans troupe, jusqu'au grade de colonel inclusivement, le rapport est fait par le général de brigade commandant la subdivision de région.

SOLDE D'ACTIVITÉ. — Décrets du 25 décembre 1875. Décisions du 8 mars 1877 et 31 décembre 1878.

MÉDECINS et PHARMACIENS.	INSPECTEURS.	PRINCIPAL 1re classe.	PRINCIPAL 2e classe.	MAJOR 1re classe.	MAJOR 2e classe.	AIDE-MAJOR 1re classe.	AIDE-MAJOR 2e classe.
Solde de présence, par an, nette........	12.564 »	8.640 »	7.092 »	5.976 »	3.600 »	2.628 »	2.556 »
Solde d'absence, par jour	17 45	12 »	9 85	8 30	5 »	3 65	3 55
Écoles militaires.....	12.564 »	10 152 »	8.388 »	6.984 »	4.392 »	3.168 »	2.808 »
Non-activité. Rentrée, captivité... Infirmités tempres.. Suppress. d'emploi.	6.480 38	4.456 42	3.657 98	3.082 36	1.856 85	1.626 59	1.582 03
Retrait d'emploi	5.184 30	3.565 14	2.926 38	2.465 89	1.485 47	1.084 40	1.054 69
Prisonniers..........	3 024 »	2.412 »	2.412 »	2.412 »	1.224 »	1.224 »	1.224 »
Indemnités.							
Marche.............	» »	5 »	5 »	5 »	3 »	3 »	3 »
Résidence à Paris....	1 70	4 60	4 45	3 75	2 55	2 30	2 30
— en Algérie.	2 25	1 35	1 35	1 35	1 05	1 05	1 05
Tunisie, S.-algérien.	5 »	4 »	4 »	4 »	3 »	3 »	3 »
Tunisie, 6 mois..... La Goulette 6 mois.	6 »	5 »	5 »	5 »	4 »	4 »	4 »
Rassemblement nº 1..........	» »	2 »	2 »	2 »	1 40	1 »	1 »
nº 2..........	» »	1 50	1 50	1 50	1 05	0 75	0 75
nº 3..........	» »	1 «	1 »	1 »	0 70	0 50	0 50
nº 4..........	» »	0 50	0 50	0 50	0 35	0 25	0 25

La solde est payée par mois à terme échu, dans un régiment, par les soins du trésorier : dans les hôpitaux, par le trésorier-payeur sur le vu de mandats délivrés par les fonctionnaires de l'intendance.

Ces mandats sont établis d'après un [état de présence envoyé le 25 par le chef de classe.

Quand un officier est promu, la solde de son nouveau grade lui est due à partir du jour de la notification de sa lettrede service.

Solde de réforme. — Elle est réglée d'après l'art. 2 de la loi du 17 août 1879.

Nul officier réformé n'a droit à un traitement, s'il n'a accompli le temps de service imposé par la loi du recrutement.

Tout officier réformé ayant moins de vingt ans de service recevra, pendant un temps égal à la moitié de la durée de ses services effectifs, une solde de réforme égale aux deux tiers du minimum de la pension de retraite de son grade ; la solde ne sera que la moitié de ce minimum si l'officier a été réformé pour cause de discipline. L'officier ayant, au moment de sa

---

[1] Seront remboursés d'après le tarif suivant par ratton :

Pain...............................	0 fr. 18 c.	
Riz, légumes.....................	0 fr. 04 c.	
Sel...............................	0 fr. 00 c. 5	
Viande, lard.....................	0 fr. 15 c.	
Sucre.......... 0 fr. 02 c.	0 fr. 00 c. 5	
Café.......... 0 fr. 03 c. 5		
Chauffage........................	0 fr. 02 c.	
Total.................	0 fr. 44 c.	

réforme, vingt ans ou plus de services effectifs, recevra une pension de réforme dont la quotité sera déterminée d'après le minimum de la retraite de son grade, à raison de 1/30 pour chaque année de service effectif, s'il appartient à l'armée de terre, et de 1/25, s'il appartient à l'armée de mer, et sous les conditions des paragraphes 1er et 3 de l'art. 1er de la loi du 18 avril 1831. Si l'officier a été réformé pour cause de discipline, la pension ne sera que la moitié du minimum de la pension de retraite de son grade augmenté pour chaque année de service effectif au-delà de vingt ans, savoir : de l'annuité d'accroissement fixée pour la pension d'ancienneté s'il appartient à l'armée de terre, et de deux annuités, s'il appartient à l'armée de mer.

La solde ou la pension des officiers réformés pour prolongation de la position de non-activité au-delà de trois ans seront réglées conformément aux dispositions précédentes, suivant qu'ils auront été mis en non-activité pour cause d'infirmités ou de discipline.

PENSION DE RETRAITE. — Ellu est régée d'après les tableaux du 22 juin 1878.

Les services effectifs accomplis avant la nomination au grade de médecin ou pharmacien aide-major de deuxième classe ne devront être comptés pour la retraite que si leur durée totale dépasse celle des années allouées à titre d'études préliminaires, soit cinq années pour les médecins et pour les pharmaciens (4 septembre 1881).

TABLEAU DES PENSIONS DE RETRAITE, 22 *juin* 1878

	MÉDECIN PHARMACIEN Inspecteur.	MÉDECIN PHARMACIEN Principal 1re cl.	MÉDECIN PHARMACIEN Principal 2e cl.	MÉDECIN PHARMACIEN Major 1re cl.	MÉDECIN PHARMACIEN Major 2e cl.	MÉDECIN PHARMACIEN Aide-major 1re cl.	MÉDECIN PHARMACIEN Aide-major 2e cl.
PENSIONS D'ANCIENNETÉ, 11 avril 1831							
Minimum à 30 ans............	6.000	4.500	3.700	3.000	2.300	1.700	1.500
Accroissement pour chaque année au-delà de 30 ans ou chaque année résultant de la supputation des campagnes..........	100	75	65	50	50	40	40
Maximum 50 ans, campagnes comprises.....................	8.000	6.000	5.000	4.000	3.300	2.500	2.300
PENSIONS POUR BLESSURES OU INFIRMITÉS INCURABLES, 11 avril 1831							
Amputation de deux membres ou perte totale de la vue (pension fixe)....................... quels que soient les services.	9.600	7.200	6.000	4.800	3.960	3.000	2.760
Amputation d'un membre ou perte absolue de l'usage des deux membres (pension fixe)..........	8.000	6.000	5.000	4.000	3.300	2.500	2.300
Perte absolue de l'usage d'un membre ou équivalente (variable) Minimum. (1)...........	6.000	4.500	3.700	3.000	2.300	1.700	1.500
Maximum..............	8.000	6.000	5.000	4.000	3.300	2.500	2.300
Blessures ou infirmités de la 6e classe Minimum (2)...........	6.000	4.500	3.700	3.000	2.300	1.700	1.500
Maximum..............	8.000	6.000	5.000	4.000	3.300	2.500	2.300
PENSIONS DE VEUVES. — SECOURS ANNUELS AUX ORPHELINS							
Tiers du maximum de la pension d'ancienneté du grade du mari ou père............	2.667	2.000	1.667	1.333	1.100	850	767

(1) Augmenté de l'accroissement prévu pour chaque année de service ou campagne.

(2) Augmenté de l'accroissement prévu au-delà de 30 ans.

TENUE. — 23 juillet 1883. — En grande tenue, les médecins-inspecteurs portent la tunique, le chapeau et l'épée à fourreau de cuir avec la ceinture de couleur bleue pour l'inspecteur général ou rouge pour les inspecteurs.

Pour les inspecteurs, la petite tenue est :

Dolman du modèle de l'état-major avec collet et parements en velours cramoisi (médecins) ou vert (pharmaciens) ; à chaque extrémité du collet l'attribut médical ; aux manches, trèfles en poil de chèvre noirs et sans étoile.

Pour tous les autres membres du corps de santé dans toutes les situations, la tenue est :

Dolman du modèle de l'infanterie, collet et parements en velours cramoisi ou vert ; écusson au collet, avec les attributs de la médecine militaire : Galons de grade aux manches en traits cotelés, larges de 6 millimètres et espacés de 3 millimètres : pattes brodées en or aux épaules, pour la grande tenue, à baguette en or ordinaire pour les grades inférieurs, à baguette dentelée pour les principaux et majors de première classe.

En tenue journalière, bride en poil de chèvre noir à deux tresses de deux brins de ganse ronde.

Pantalon garance à bande noire, sans sous-pied pour les officiers non montés.

Capote. Modèle actuel avec le caducée aux angles du collet.

Képi. Turban en velours cramoisi ou vert. Galons *à tresse plate* suivant le grade.

Epée. Modèle actuel, fourreau nickelé et dragonne d'infanterie, cordons de soie noire, gland d'or.

Col noir en satin turc fin, garni d'un liseré blanc.

Harnachement. Pour les inspecteurs en grande tenue harnachement comme celui des généraux, portant sur le poitrail et le mors de bride l'attribut médical : en petite tenue, selle en cuir fauve, bride et licol en cuir verni doublé et piqué. Pour la tenue unique des autres membres du corps de santé, selle et bride en cuir fauve.

Tapis en drap bleu foncé avec un seul galon garance pour les officiers inférieurs, et un deuxième galon de 20 millimètres pour les majors de première classe et les principaux.

La tenue des médecins et pharmaciens de réserve est celle des médecins et pharmaciens du cadre actif de leur grade.

L'uniforme et l'armement des médecins et pharmaciens stagiaires (26 juillet 1883), sont les mêmes que ceux des médecins et pharmaciens aides-majors de deuxième classe, sauf qu'ils ne comportent ni galon de grade sur les manches, ni dragonne à l'épée.

Les stagiaires sont autorisés à porter, à l'intérieur de l'école, un vêtement de travail (vareuse) du modèle actuellement en usage.

L'uniforme et l'armement des médecins et pharmaciens auxiliaires sont les mêmes que ceux des adjudants des corps auxquels ils sont affectés, ou des adjudants élèves d'administration pour les ambulances et hôpitaux, sauf les différences suivantes (29 octobre 1883).

Dolman : parements et collet en drap cramoisi (médecins) en drap vert (pharmaciens); le collet porte à chaque extrémité l'attribut médical (caducée). Le galon de grade est placé circulairement au-dessus du parement.

Pattes d'épaule : celles de petite tenue des officiers du corps de santé militaire.

Képi : bandeau en drap cramoisi (médecins), en drap vert (pharmaciens).

AVANCEMENT. — La loi du 14 avril 1832 et le décret du 23 mars 1852 règlent les conditions de l'avancement, quant au temps de service dans le grade inférieur. L'ordonnance du 16 mars 1838 établit le tableau d'avancement au choix.

Le décret du 23 mars 1852 règle pour les médecins, art. 21, le temps de service nécessaire dans le grade inférieur.

Le médecin ou pharmacien stagiaire est promu de deuxième classe en sortant de l'école du Val-de-Grâce. Il lui est compté cinq ans de service pour études préliminaires.

Au bout de deux ans de service, il est promu de première classe pour prendre rang au 31 décembre, et à partir de ce grade, l'avancement a lieu au choix et à l'ancienneté (23 avril 1859).

Nul ne peut être promu médecin-major de deuxième classe s'il n'a deux ans de grade.

En temps de guerre, le délai réglementaire est réduit de moitié pour tous les grades.

Nul ne peut être proposé au choix à l'inspection

générale s'il n'a deux ans de grade au 31 décembre de l'année courante.

Chaque année, se réunit la commission de classement, composée du médecin inspecteur général, président, et des médecins et pharmacien inspecteur, membres du comité consultatif, ou qui ont été chargés des inspections médicales; elle fixe le tableau du choix sur lequel les candidats sont classés d'après l'examen comparatif des renseignements mis à sa disposition (24 décembre 1882).

Dans une promotion, les officiers sont classés par ancienneté dans leur nouveau grade, et quand un officier est promu en même temps au choix et à l'ancienneté, sa nomination a lieu à l'ancienneté, à moins que toute la promotion n'ait lieu au choix entièrement.

Pour le grade de médecin-major de deuxième classe, les nominations ont lieu, un tiers au choix et deux tiers à l'ancienneté.

Nul ne peut être promu médecin-major de première classe, s'il n'a servi pendant quatre ans dans le grade inférieur. Nul ne peut être proposé pour ce grade, s'il n'a quatre ans de grade au 31 décembre.

Antérieurement au décret du 21 avril 1883, les médecins majors de deuxième classe étaient affectés au service des hôpitaux, à la suite d'un concours.

Actuellement, le concours institué pour l'admission dans les hôpitaux est devenu l'examen d'aptitude pour les médecins majors de deuxième classe de la première moitié du cadre (24 mai 1883).

Cet examen a lieu tous les ans au mois de février, dans des villes désignées.

Nul ne peut être proposé au choix, s'il n'a satisfait à ces épreuves.

Les nominations au grade de médecin-major de première classe se font moitié au choix, moitié à l'ancienneté.

Nul ne peut être nommé principal de deuxième classe, s'il n'a trois ans de grade.

L'avancement a lieu entièrement au choix.

Antérieurement au décret du 21 avril 1883, les médecins des hôpitaux seuls pouvaient être proposés : actuellement, et tant que le cadre des médecins majors de première classe comprendra des membres n'ayant pas eu à subir l'examen d'aptitude, des épreuves seront subies par tous les médecins majors proposés, d'après le programme fixé par le décret du 26 avril 1883 et la décision du 18 avril 1884.

Nul ne peut être nommé médecin principal de première classe, s'il n'a deux ans de grade.

Nul ne peut être nommé médecin inspecteur, s'il n'a trois ansde grade.

Nul ne peut être nommé médecin inspecteur général, s'il n'a trois ans de grade.

Pour la décoration de la Légion d'honneur, un tableau de classement est établi tous les ans, par la commission des inspecteurs.

Peuvent être proposés :

Les principaux de première classe pour commandeurs : deux ans de grade d'officier.

Les principaux de deuxième classe et majors de

première classe pour officiers : quatre ans de grade
de chevalier.

Tous les officiers pour chevaliers : vingt ans de
service, campagnes comprises.

MARIAGES. — Le mariage d'un officier en activité
de service en France ou hors du territoire est soumis
d'abord aux articles Code civil; de plus, l'officier qui
veut se marier doit, (16 juin 1808) obtenir la permission par écrit du ministre de la guerre, sous péine
d'encourir la destitution et la perte de ses droits, tant
pour lui que pour sa veuve et ses enfants, à toute
pension et recompense militaire.

La demande est transmise par la voie hiérarchique
au général du corps d'armée (8 mars 1823), et (14 juillet
1875), et la permission ne peut être accordée qu'aux
conditions suivantes (17 décembre 1843).

1° Certificat d'apport d'un revenu non viager de
1,200 francs au moins. Pour les filles d'un officier membre de la Légion d'honneur, demandées par un officier
supérieur, ou un capitaine, le ministre décide, en cas
d'insuffisance du revenu (17 juin 1847).

La déclaration d'apport doit être notariée et conforme à la formule établie par la note du 14 avril
1875 : il ne sera pas tenu compte des effets, bijoux
ou autre mobilier (18 février 1875).

L'apport ne pourra être constitué ni en argent
comptant ni en valeur au porteur.

Cependant (14 juillet 1875) l'officier peut ne pas être
présent au moment de la rédaction de l'acte notarié,
et il n'est pas indispensable que la future se constitue

personnellement la dot réglementaire. De même les valeurs reposant sur de bonnes garanties, mais inscrites au nom du donateur, et qu'il déclare affecter à la constitution de la dot de la future épouse, doivent être acceptées.

2° Certificat du maire constatant l'état des parents, leur réputation, le montant et la nature de la dot.

3° Avis motivé du chef de corps ou de service, des généraux de brigade, de division et de corps d'armée.

A cet effet, ces chefs doivent recueillir, par l'intermédiaire de l'autorité militaire du domicile de la future, des renseignements.

Après la célébration du mariage, dans le mois qui suit, l'officier fera parvenir au ministre un extrait du contrat de mariage délivré par le notaire.

Les permissions sont valables pour six mois à partir de leur date.

Après le mariage les conseils d'administration (3 juillet 1840), les chefs du service de l'intendance (23 juillet 1840), du service de santé, donneront avis du mariage au ministre dans le délai d'un mois (19 avril 1844), au moyen de certificats établis d'après un extrait des actes de l'état civil, signé par le maire de la commune où le mariage a eu lieu et dûment légalisé.

MOBILISATION. — En cas de mobilisation, le cadre du corps de santé est complété par les médecins et pharmaciens de réserve et auxiliaires.

Médecins de réserve. Les médecins et pharmaciens de réserve sont pris parmi :

1º Les officiers du corps de santé retraités ayant trente ans de service qui en feront la demande, et les officiers retraités à vingt-cinq ans jusqu'à ce qu'ils aient accompli trente ans de service ;

2º Les officiers démissionnaires, ayant accompli leur engagement d'honneur, qui, à raison de leur âge, sont astreints aux obligations militaires et les officiers ayant dépassé cet âge qui en font la demande ;

3º Les jeunes gens appartenant à la disponibilité ou à la réserve de l'armée active et pourvus du titre de docteur en médecine ou pharmacien de 1re classe.

Leur nomination est faite d'après leur demande sur la proposition des généraux de corps d'armée.

Cependant, à partir du 1er janvier 1885 les docteurs en médecine appartenant à la disponibilité, à la réserve de l'armée active, à l'armée territoriale ou à la réserve de cette armée, ne pourront être nommés au grade d'aide-major de deuxième classe qu'à la condition d'avoir subi avec succès l'examen prescrit pour les médecins auxiliaires (10 janvier 1884).

Le médecin de réserve fait partie du cadre des officiers de réserve, reçoit la solde de son grade du jour de sa mobilisation et bénéficie de la loi du 31 août 1878 qui fixe les conditions de nomination et de radiation et entoure le grade de fortes garanties. C'est la loi sur l'état des officiers de réserve.

Le contrôle des médecins de réserve et auxiliaires est tenu par les médecins-directeurs de corps d'armée, et chaque intéressé reçoit par les soins du ministre, une lettre de service ou de nomination avec indication du corps ou du service auquel il est affecté.

Les médecins de réserve peuvent être appelés aux grandes manœuvres (11 juillet 1883).

Médecins auxiliaires. Par décret du 5 juin 1883, les officiers de santé, les pharmaciens de deuxième classe et les étudiants en médecine à douze inscriptions valables pour le doctorat peuvent être nommés médecins auxiliaires ; toutefois les étudiants ne pourront être nommés qu'après un examen d'aptitude qui comprendra :

Notions sur le service de santé ;

Service à l'intérieur et en campagne ;

Service régimentaire ;

Service des hôpitaux et ambulances ;

Secours aux blessés, sur le champ de bataille ;

Convention de Genève.

Les médecins auxiliaires sont destinés à seconder les médecins du cadre actif ou de réserve : leur position est celle des élèves d'administration des hôpitaux (adjudants) (31 août 1878).

Leur solde est de   2 fr. 57 par jour.

Indemnité dans Paris,   0 fr. 75

—   de rassemblement, 0 fr. 20

—   de marche,   0 fr. 85

—   de viande, 0 fr. 20 à 0 fr. 30

Ils ont droit aux frais de route 0,023 par kilomètre de voie ferrée.

Première mise d'équipement, 250 fr.

Entrée en campagne,   100

Bagages en campagne,   1 cantine pour 2.

Ils peuvent être convoqués aux grandes manœuvres (5 juin 1883).

AVANCEMENT (10 janvier 1884). — Nul ne pourra obtenir de prime abord que le grade d'aide-major de deuxième classe dans la réserve ou l'armée territoriale, et, pour être promus, les candidats doivent passer un examen dont le programme a été fixé par le décret du 22 juillet 1883.

L'avancement aura lieu par corps d'armée et par ancienneté sur des listes d'aptitude.

Cependant les professeurs titulaires des chaires de clinique, de pathologie, de médecine légale, de médecine opératoire, d'anatomie et les pharmaciens professeurs pourront exceptionnellement être promus hors tour au grade de major de deuxième classe dans la réserve et major de 1re classe dans l'armée territoriale, si d'autre part ils sont déjà pourvus du grade d'aide-major de deuxième classe.

Même exception est faite en faveur des professeurs agrégés et des médecins chirurgiens et pharmaciens des hôpitaux nommés au concours.

Tous les officiers de santé de l'armée territoriale peuvent, s'ils demandent à être maintenus dans le cadre après les vingt années accomplies, être promus au grade immédiatement supérieur.

CHAPITRE IV

FONCTIONNEMENT GÉNÉRAL DU SERVICE DE SANTÉ

Le service de santé s'exerce :

1° A l'intérieur ;

2° En campagne.

A l'intérieur, le fonctionnement repose sur les règles suivantes :

A la tête du service, une direction faisant partie du ministère de la guerre est chargée de l'organisation.

Auprès du ministre fonctionne le Comité consultatif de santé.

La décision ministérielle du 19 octobre 1883 a créé l'inspection permanente générale.

La loi du 16 mars 1882 a créé la direction du service de santé dans chaque corps d'armée.

D'un autre côté, l'exécution du service se subdivise en : service des corps de troupe ; service des hôpitaux.

Au service régimentaire se rattachent :

1° Les dépôts des convalescents ;

2° Les services de place : brigades de gendarmerie, bureaux de recrutement, état-major de place, prisons, dispensaires.

3° Le service des conseils de révision ;

4° Le service des bains de mer ;

Au service hospitalier se rattachent :

Directement :

1° Les hôpitaux d'eaux minérales et de bains de mer ;

2° Les hospices civils ;

Indirectement :

3° Les commissions spéciales de réforme ;

4° Les écoles militaires ;

5° Les bureaux arabes et la colonisation.

Nous aurons donc à étudier :

1° Direction.
{
a. Direction au ministère.
b. Comité consultatif de santé.
c. Inspections.
d. Directions de corps d'armée.
}

2° Exécution.
{
Service régimentaire et annexes.
Service hospitalier et annexes.
}

CHAPITRE V

DIRECTION DU SERVICE

DIRECTION AU MINISTÈRE

La 7ᵉ direction (27 mai 1882) comprend un bureau des hôpitaux chargé de :

1° Personnel organisation, inspection, état civil et militaire des officiers du corps de santé, médecins et pharmaciens. Rapports avec les divers services. — École de médecine et de pharmacie militaire. — Recrutement.

2° Hôpitaux et ambulances.—Instruction technique. — Statistique. Hospitalisation fixe et temporaire ; constitution et répartition du matériel.

COMITÉ CONSULTATIF DE SANTÉ

17 juin 1882. — Le comité de santé examine et apprécie, avant qu'ils soient soumis au conseil d'État :

1° Les dossiers de pensions de retraite pour infirmités consécutives à des maladies ou à des blessures ;

2° Les dossiers pour pensions à accorder aux veuves

ou pour secours annuels aux orphelins des militaires morts par suite de maladies ou de blessures.

Le comité examine également et apprécie :

1° Les dossiers pour gratifications renouvelables ou temporaires de réforme ;

2° Les propositions de mise en non-activité pour infirmités temporaires ou en réforme pour infirmités incurables.

INSPECTION GÉNÉRALE PERMANENTE

Par décision du 19 octobre 1883, le territoire est divisé en neuf arrondissements d'inspection permanente; huit pour la France et un pour l'Algérie.

A la tête de chaque arrondissement est un médecin inspecteur chargé de l'inspection annuelle et d'assurer l'exécution des mesures par lui prescrites.

A l'exception des membres du comité de santé, les inspecteurs résident au chef-lieu d'un corps d'armée dont ils peuvent être les directeurs.

La durée de la fonction est de trois ans, sauf prolongation.

L'inspecteur procède chaque année à l'inspection et, en dehors, il peut être saisi d'office, par le ministre, de questions techniques et d'hygiène à examiner sur place. Il conserve dans ses archives une expédition des rapports établis par les médecins chaque année ou à cause d'une épidémie.

Quelque temps avant la date fixée pour son inspection, le médecin inspecteur fait parvenir, à chaque médecin chef de service, des rapports particuliers et le prévient qu'il aura à lui remettre, avec son rapport annuel, ces états remplis pour ses subordonnés.

En arrivant dans la place, le médecin inspecteur se concerte avec le commandant d'armes à l'effet de fixer l'heure de la visite de chaque corps (28 décembre 1883); celui-ci donne des ordres pour cette visite et pour les honneurs à rendre.

Pour les écoles (26 mars 1884.) il se concerte avec les commandants de ces écoles.

Il informe de leur arrivée les médecins chefs des hôpitaux et fixe l'heure de son inspection et la tenue.

Pour les hospices civils il informe le maire, qui prévient la commission administrative.

Dans un corps d'armée l'inspecteur se rend chez le général du corps et confère avec lui sur le fonctionnement général du service. Il rend une visite au préfet et confère avec lui sur le service dans les hospices.

A son arrivée, le médecin inspecteur ou inspecteur général fait les visites prescrites. (art. 310, 23 octobre 1883).

Il a droit aux honneurs prévus par les articles 256, 273, 309 et 310 du décret du 23 octobre 1883 : un planton du grade de caporal ou brigadier est mis à sa disposition par un des corps ou par l'hôpital militaire.

Les inspecteurs reçoivent des médecins directeurs :

1° Les rapports (modèles S. T. U.) et les mémoires de proposition concernant le personnel des officiers

3.

du corps de santé, des officiers d'administration des hôpitaux et des aumôniers ;

2° Les rapports et les mémoires de proposition que le directeur a pu établir en faveur des médecins ou des pharmaciens de la réserve et de l'armée territoriale appartenant aux corps et services de la région ou domiciliés sur son territoire ;

3° Un rapport d'ensemble sur l'exécution du service, l'hygiène des troupes, le casernement, les hôpitanx, les approvisionnements.

Il reçoit des médecins chefs de service des corps de troupe :

1° Les rapports (modèle U) :

2° Un rapport général s'étendant du 1er juin de l'année précédente au 31 mai, visé par le commandant du corps et vu par le médecin directeur. (Voir le modèle, page 250.)

Il reçoit des médecins chefs des hôpitaux militaires et des médecins chargés du service des salles militaires dans les hospices militarisés :

1° Un rapport général du 1er avril au 31 mai courant et contenant :

    1° Mouvement des malades ;

    2° Etude des locaux ;

    3° Exécution du service ;

    4° Travaux d'instruction.

2° L'état du mouvement des malades du jour.

Dans les *corps de troupe* le médecin-major de deuxième classe ou à son défaut l'aide-major se rend chez le médecin inspecteur pour l'accompagner au quartier et le reconduire ensuite chez lui (28 décembre 1883).

Le colonel reçoit le médecin inspecteur et l'accompagne. Les médecins et le porte-drapeau assistent à cette visite. (28 décembre 1883.) Celui-ci visite le casernement, les cuisines, l'infirmerie et vérifie de quelle manière tout le service est fait; il vise les registres et se fait présenter le matériel de mobilisation.

Les médecins accompagnent le médecin inspecteur à l'hôpital militaire ou militarisé. La tenue est celle du jour (28 octobre 1883).

Dans les *hôpitaux militaires* un médecin-major désigné par le médecin chef va prendre l'inspecteur et le reconduit

Le médecin inspecteur est reçu à la porte de l'hôpital par le médecin chef, qui lui présente tous les officiers du corps de santé et d'administration, les aumoniers et les infirmiers.

L'officier du génie présent l'accompagne dans sa visite des locaux, lorsqu'il a été convoqué.

Il se fait remettre par le médecin chef un état de la bibliothèque qu'il annote et joint à son rapport. De même pour l'arsenal chirurgical, dont il reçoit un état extrait du registre.

A la pharmacie, il se rend compte de l'exécution du service et de la comptabilité.

A la dépense, il voit et vise le registre des réceptions et des dégustations journalières, celui des des visites officiers de ronde.

Il s'assure de la tenue exacte des cahiers de visite, des relevés alimentaires, du fonctionnement du service de garde et de la régularité des inscriptions pour la statistique médicale.

Il vérifie l'instruction des infirmiers.

A la fin de l'inspection, il consigne ses observations sur le registre d'ordres. Ces observations sont reproduites sur le livre d'ordre du génie réservé aux inspecteurs généraux.

Dans les *hospices civils*, accompagné du médecin et autant que possible d'un membre de la commission administrative, l'inspecteur visite tous les locaux, et veille à l'observation des conventions passées entre l'établissement et l'Etat. Il vise les registres et s'assure de l'état d'entretien, de l'arsenal chirurgical.

Pharmacie centrale. Dépôt de médicaments. — L'inspecteur, s'assure du bon état des substances médicinales, des instruments et ustensiles destinés au service des malades; il vise le registre destiné à recevoir les observations des inspecteurs. Il annote les rapports particuliers et les mémoires de propositions établis par le sous-intendant militaire concernant les pharmaciens.

Dépôts du matériel. — L'inspecteur s'assure que les approvisionnements sont au complet et en bon état; il reçoit un état certifié des existants afin de procéder au recensement des médicaments, des objets de pansements et du matériel contenus dans ces dépôts.

Réforme du matériel — Dans les hôpitaux militaires, le comptable établit les états du matériel à réformer : ces états sont revêtus de l'avis du médecin chef et du sous-intendant chargé de la surveillance administrative de l'hôpital.

Les effets et objets sont présentés à l'inspecteur qui prononce définitivement leur réforme ou leur maintien en service.

Propositions. — Après avoir recueilli tous les documents qui peuvent l'éclairer, l'inspecteur annote les rapports, modèle U, dans lequel il exprime son opinion sur chacun des officiers du corps de santé.

L'inspecteur reçoit du directeur du service de santé les mémoires de propositions établis ou acceptés par eux ; il transmet :

Aux inspecteurs généraux d'armes ceux qui concernent les médecins des corps de troupes de l'armée active, de la réserve de l'armée territoriale ;

Au ministre, par l'intermédiaire des généraux de corps d'armée, ceux des médecins et pharmaciens des hôpitaux et services de la région (armée active, réserve, territoriale) au directeur de l'intendance, ceux du personnel administratif.

Les généraux de corps d'armée doivent donner des notes aux officiers du corps de santé ayant grade d'officiers supérieurs.

Les propositions pour l'avancement dans le grade et pour la Légion d'honneur, sont faites, suivant les règles exposées précédemment.

A moins de circonstances de guerre, aucun officier

du corps de santé ne peut être proposé pour l'admission ou pour l'avancement dans la Légion d'honneur, s'il n'est, depuis plus de deux ans, pourvu du grade dont il remplit les fonctions. Cette condition n'est pas applicable à ceux promus à l'ancienneté, ni à ceux qui, ayant été promus au choix, étaient les plus anciens dans le grade inférieur au moment de leur promotion, à moins que cette promotion n'ait été la conséquence d'un avancement se faisant exclusivement au choix.

Ceux qui, en même temps, sont l'objet d'une proposition pour un grade supérieur et pour la Légion d'honneur sont rayés du tableau de proposition de la Légion d'honneur, s'ils sont maintenus sur le tableau d'avancement.

Les mémoires de proposition de toute nature et les rapports particuliers doivent être conservés par les corps jusqu'au passage du médecin inspecteur, au cas où l'inspection de celui-ci n'aurait pas précédé celle de l'inspecteur général, sauf à les adresser ensuite à ce dernier qui les fera parvenir au ministre, en simple expédition, par l'intermédiaire du général du corps d'armée.

DIRECTION DE CORPS D'ARMÉE

Le médecin directeur, inspecteur ou principal, a la direction et la surveillance générale du service de santé du corps d'armée.

Au point de vue de son service, il ne relève que du général commandant le corps d'armée; au point de vue de la discipline générale, il relève des généraux commandant le territoire.

Pour l'exécution du service, le directeur a sous ses ordres un personnel composé d'un médecin, d'un ou plusieurs officiers d'administration et de secrétaires.

Il soumet au général du corps d'armée les propositions qu'il juge utiles pour assurer le bon état sanitaire des troupes, et la conservation du matériel et des approvisionnements.

Il tient : 1° Le contrôle annuel des médecins des corps de troupe; des médecins, pharmaciens et officiers d'administration des hôpitaux ;

2° Le registre matricule ; le registre des punitions ; le contrôle des médecins et pharmaciens de réserve, de l'armée territoriale et auxiliaires affectés à des corps ou services de la région, ou domiciliés sur le territoirede la région, quoique affectés à des corps ou services d'une autre région.

3° Le contrôle trimestriel des infirmiers ;

4° Le registre des statistiques pour les hôpitaux civils ne recevant que des militaires de passage;

En cas d'insuffisance des médecins militaires, des médecins de réserve sont appelés d'après un ordre établi.

Une semblable mesure peut être prise par l'intendant à l'égard des officiers d'administration, à la demande du médecin directeur et par ordre du général du corps d'armée.

En cas d'insuffisance des médecins de réserve, des médecins civils peuvent être requis à charge d'indemnité.

Le médecin directeur adresse le 1er de chaque mois, en double expédition, au général du corps d'armée, dont une pour le ministre (direction de santé), l'état nominatif des officiers du corps de santé employés dans les corps de troupes, dans les établissements hospitaliers et à la direction. Cet état indique la position au commeucement du mois et les mutations du mois précédent.

Il centralise les rapports des médecins sur les vaccinations et revaccinations et les états de la statistique médicale, corps, hôpitaux et hospices civils mixtes ou militarisés.

Il établit la statistique médicale du corps d'armée.

Il établit les relevés numériquesdes propositions pour les eaux minérales, et, les répartitions une fois faites par le ministre, il fait la sous-répartition entre les corps et les hôpitaux, et propose au général le départ des malades.

Il surveille les établissements et magasins du matériel de campagne, et rend compte au ministre tous les six mois. A cet effet, il peut désigner des médecins et pharmaciens, dont l'indemnité journalière est fixée par les décrets du 16 juin 1883, 22 février 1884 et la note du 26 mars 1884. De plus, il reçoit du directeur du service de l'artillerie la situation du matériel du service de santé, le 1er janvier et le 1er juillet (règlement, service de santé).

De même il reçoit, le 1er janvier et le 1er juillet, une situation des médecins chefs de service des corps de troupes et des comptables détenteurs du matériel de mobilisation.

CORPS DE TROUPES.— Le directeur exerce son action sur les médecins des corps de troupes, au point de vue technique; il reçoit, par l'intermédiaire du chef de corps, les mutations des médecins, dont les états doivent (7 novembre 1883) indiquer en regard du nom l'*emplacement* du bataillon ou du détachement auquel chaque médecin est affecté.

Il donne son avis sur les demandes de permission dépassant 4 jours (19 octobre 1883). Il reçoit les demandes trimestrielles de médicament et de matériel, les arrête après modification s'il y a lieu.

Il donne son avis sur les états de réforme du matériel dressés par le médecin chef, certifiés par le conseil d'administration, et vérifiés par le sous-intendant militaire (28 décembre 1883).

Il annote les rapports du médecin chef de service pour les inspections générales (id.)

Il annote et renvoie au chef de corps les mémoires de proposition et les rapports particuliers concernant les médecins. Il surveille le matériel de mobilisation.

HÔPITAUX. — Le directeur visite les hôpitaux de la région, quand le service l'exige.

Il reçoit directement les mutations des médecins et pharmaciens des hôpitaux, avec indication des méde-cins des corps employés dans les hospices civils (7 novembre 1883).

A chaque mutation d'officier d'administration il reçoit du médecin chef le livret matricule de cet offi-cier.

Il se fait adresser, par les médecins chefs des hô-pitaux :

1° Au premier jour du trimestre, la copie du contrôle nominatif du détachement d'infirmiers de chaque établissement ;

2° Quand il y a lieu, les états de mutation de ce personnel. A l'aide de ces documents, il propose au général du corps toutes les mutations d'infirmiers que nécessitent les besoins du service.

Il surveille le service intérieur des hôpitaux, et peut autoriser *par écrit*, en cas d'urgence, une dérogation au tarif alimentaire et pharmaceutique. Il en rend compte au général et au ministre comme des déro-gations prescrites par les médecins chefs.

Il prend part aux conférences préparatoires pour les constructions et les conventions.

En cas d'épidémie ou d'encombrement, il propose au général des évacuations collectives; il autorise les évacuations individuelles sur un autre hôpital du corps ou un hospice civil.

Il soumet au général les propositions pour la répartition de tout le personnel.

Il a l'initiative des propositions pour l'avancement et la Légion d'honneur, en ce qui concerne les médecins chefs des hôpitaux; il annote les mémoires des autres médecins et des officiers d'administration.

Il reçoit, du directeur de l'intendance, en communication, les dossiers personnels des officiers d'administration; le 1er mai de chaque année il lui adresse des notes sur tous ces officiers.

Il transmet les mémoires et travaux scientifiques de tous les médecins du corps d'armée.

ALGÉRIE. — Le médecin directeur du 19e corps est inspecteur permanent; il reçoit, le 1er de chaque mois des directeurs divisionnaires une situation nominative du personnel : officiers de santé, d'administration et infirmiers.

Il centralise les demandes pour les eaux minérales d'Algérie, et les soumet au général du corps d'armée qui en fait la répartition, après avoir reçu les demandes du gouverneur général civil pour les employés et les colons, et des généraux de subdivision pour les anciens militaires.

Il soumet au général toutes les dispositions relatives à l'organisation et la composition des ambulances des colonnes.

Les médecins principaux divisionnaires prennent le titre de directeurs du service de santé.

Sauf désignation du ministre pour un poste défini, l'affectation des médecins et pharmaciens est faite par le général du corps d'armée; la répartition des infirmiers de la division est faite par le directeur divisionnaire, avec l'approbation du général de la division,

Au point de vue des rapports avec les corps de troupe et les hôpitaux, le directeur de la division a les attributions de directeur de corps d'armée.

Il désigne le personnel chargé des services de place et les médecins chargés de la contre-visite pour les convalescences, les eaux, les bains, les réformes.

CHAPITRE VI

EXÉCUTION DU SERVICE

I. SERVICE RÉGIMENTAIRE ET ANNEXES

Personnel. — Le personnel médical régimentaire comprend : 1º des médecins du corps de santé ; 2º en campagne, des médecins de réserve et des médecins auxiliaires.

CORPS DE TROUPE.	MAJOR 1re cl.	MAJOR 2e cl.	AIDE-MAJOR.
Régiments d'infanterie, génie.......	1	1	1
Régiments de cavalerie............			
Bataillons de chasseurs, d'infanterie légère.........................		1	1
Artillerie......................	1		1
Artillerie de forteresse............		1	
Escadrons du train................			

Répartition du personnel (19 octobre 1883). 1º Les médecins-majors de deuxième classe, appartenant à la moitié la plus ancienne du cadre, pourront seuls être appelés à remplir les fonctions de chef de service dans les régiments de cavalerie, les bataillons de chasseurs et d'artillerie de forteresse, ainsi que les escadrons du train.

Toutefois, les médecins affectés aux dépôts d'infanterie séparés de la portion centrale seront considérés comme chefs de service.

2° Les médecins-majors de première et de deuxième classes pourront passer alternativement des corps de troupe dans les hôpitaux et *vice versa*, suivant les besoins du service, et à la suite de demandes approuvées par les chefs de corps ou de service et par le directeur du service de santé. Ceux qui auront le moins de campagnes seront employés de préférence en Algérie et en Tunisie.

La circulaire du 21 juillet, en dehors des principes que consacre le règlement du 28 octobre 1883, décide : 1° que dans une place qui comprend plusieurs corps il est institué un tour de service extérieur auquel prennent part les médecins en sous-ordre des corps et les aides-majors des hôpitaux ;

2° En cas d'insuffisance ou d'absence des médecins traitants d'un hôpital, les médecins-majors de première et de deuxième classe des corps sont appelés à remplir ces fonctions.

En cas d'insuffisance du nombre des aides-majors, le service est fait par les élèves du service de santé ou par les aides-majors et majors de deuxième classe les moins anciens employés dans les corps de troupe ;

dans ce dernier cas, le service ne dépasse pas les limites du service de garde.

Le médecin chef veille à l'observation rigoureuse de l'heure des visites du matin et du soir, et des visites accidentelles, tout en tenant compte des obligations régimentaires auxquelles le concours des médecins des corps reste subordonné.

3° Le service dans les détachements inférieurs à un bataillon est toujours autant que possible confié à des médecins de la localité appartenant à la réserve ou à l'armée territoriale.

Séjour en Algérie (6 mars 1879). Les membres du corps de santé employés en Algérie y seront, après quatre années consécutives de séjour, remplacés d'office, à moins qu'un intérêt du service dont le ministre reste juge ne motive leur maintien.

Ces officiers peuvent, sur leur demande, être maintenus pour une nouvelle période de deux années, susceptible d'être renouvelée. La permutation avec un collègue ayant six années de séjour donne droit aux avantages du décret du 13 février 1852.

Actuellement, depuis la suppression de l'entrée en campagne, l'avantage se limite à l'indemnité de route et au passage gratuit.

Médecins de réserve. Au moment de la mobilisation, les médecins de réserve désignés viennent prendre leur place comme aides-majors de deuxième ou de première classe; ils ont les attributions, la tenue et le traitement de leur grade; ils peuvent être convoqués en temps de paix.

Médecins auxiliaires. En temps de paix, ils peuvent être convoqués, et ils reçoivent une feuille de route dans les mêmes conditions que les médecins de réserve;

En temps de guerre, ils doivent se rendre au point désigné par leur lettre de nomination, dans les délais mentionnés.

Leur situation au régiment est celle des adjudants élèves d'administration.

Infirmiers, *brancardiers* (3 octobre 1883). Les corps d'infanterie, de cavalerie et d'artillerie auront, sur le pied de guerre, un infirmier par compagnie, escadron ou batterie. Un des infirmiers aura le grade de caporal ou brigadier. Dans les régiments de cavalerie, ce brigadier sera celui chargé en temps de paix de l'infirmerie des hommes.

Chaque compagnie d'infanterie, chaque batterie montée, aura en campagne quatre brancardiers dont deux ouvriers, le tailleur et le bottier ; en plus, chaque bataillon ou groupe de batteries aura un caporal ou brigadier ; la portion mobile d'un régiment d'infanterie comptera, en outre, un sergent brancardier.

Le recrutement des infirmiers est fait tous les ans, un par bataillon d'infanterie, deux par régiment de cavalerie et bataillon d'artillerie de forteresse, quatre par régiment d'artillerie.

Les brancardiers de l'infanterie sont fournis par les musiciens et ouvriers réservistes; ceux de l'artillerie, par les musiciens des écoles d'artillerie. L'instruction est dirigée par le médecin-major. Les infirmiers sont employés à tour de rôle à l'infirmerie et à l'hôpital civil. Le sous-officier ou le caporal est, sous la direction des médecins, l'instructeur des brancardiers.

Le médecin chef de service profite des appels des réservistes, pour reprendre leur instruction.

ARMEMENT (5 novembre 1883). — En temps de paix, les infirmiers régimentaires, les conducteurs de voitures médicales et de mulets chargés de cantines d'ambulance, seront armés comme les soldats de leur unité.

En Algérie et en Tunisie, les infirmiers et brancardiers régimentaires seront armés du fusil, de la carabine ou du mousqueton, suivant l'arme.

En campagne, les brancardiers régimentaires seront armés, comme les autres soldats de l'unité à laquelle ils appartiennent. (Ils seront porteurs d'un brassard spécial ne conférant pas la neutralité.)

En campagne, les infirmiers régimentaires (sauf ceux des régiments de cavalerie et des batteries à cheval) porteront le sabre-baïonnette, modèle 1866, série Z. Cette mesure sera étendue aux conducteurs de voitures médicales ou des mulets chargés des cantines d'ambulance.

Les infirmiers des régiments de cavalerie et ceux des batteries à cheval, ainsi que les conducteurs des voitures médicales et des voitures légères d'ambulance porteront le sabre de leur arme.

Tous les infirmiers et conducteurs porteront le brassard de la convention de Genève.

II. CONSIDÉRATIONS GÉNÉRALES

Les médecins des corps de troupe, font partie du cadre des régiments : par conséquent pour la cote personnelle, la prestation, la cote mobilière, ils sont assimilés aux officiers de régiments.

Ils ne doivent payer que la cote mobilière pour le prix du loyer au-dessus. [de l'indemnité *afférente* à leur grade (8 janvier 1836).

REMONTE. — Les médecins, jusqu'au grade de major de deuxième classe inclus, sont montés à titre gratuit; les médecins principaux et majors de première classe à titre onéreux.

A titre gratuit ou à titre onéreux la demande concernant un cheval doit être faite au général du corps d'armée pour les régiments, et au ministre pour les dépôts de remonte. L'autorisation accordée est valable pour six mois. Les demandes de réintégration sont adressées comme les demandes d'autorisation, et la réintégration, sauf le cas de changement de résidence ou de position, ne doit être faite qu'aux revues trimestrielles ou aux inspections générales (15 novembre 1878).

Il peut être accordé par le ministre à un officier de se remonter à titre gratuit ou onéreux avec des chevaux arabes, même en dehors de sa région.

Les chevaux de tête de robe grise seront attribués autant que possible aux médecins, vétérinaires, officiers d'administration, à titre gratuit ou onéreux (1er septembre 1878). Tout officier peut à toute époque, renoncer à la remonte à titre gratuit et être autorisé par le ministre à acheter un cheval sur sa demande, dans le commerce, parmi les corps de cavalerie de la région ou *hors* de la région pour les chevaux arabes. — Peut encore se monter, à titre onéreux, l'officier qui demande à posséder des chevaux en sus du nombre réglementaire (3 juillet 1855).

Le paiement s'effectue par moitié, dont une payable immédiatement au trésorier du corps livrancier, et l'autre six mois après.

Quand un officier achète un cheval qu'il a possédé à titre gratuit, il lui est fait, par année de possession une déduction de 1/7e, sans que cette déduction puisse aller au-delà des 4/7e du prix total.

Les médecins-majors de première classe d'infanterie ont à l'intérieur un cheval et en Algérie deux chevaux, ceux de l'artillerie ont constamment deux chevaux.

Les médecins-majors de deuxième classe dans l'infanterie ont un cheval ; en Algérie, ils ont deux chevaux.

Ceux de la cavalerie ont en France et en temps de paix un cheval, sur le pied de guerre deux ; en Algérie deux chevaux.

DÉTACHEMENTS (28 décembre 1883). — Lorsque la partie active du régiment et le dépôt sont séparés, le médecin-major de première classe est avec l'état-major ; le médecin le plus élevé en grade après lui avec le dépôt, le troisième médecin avec le médecin-major de première classe, et, dans ce cas, si la portion principale avait à fournir un détachement comportant un médecin, le médecin resté auprès du médecin-major de première classe serait détaché.

Quand le régiment est réuni, s'il faut assurer le service d'un détachement, les médecins, à l'exception du médecin-major de première classe, roulent entre eux en commençant par le plus élevé en grade ou le plus ancien.

RÉUNION D'OFFICIERS. — Dans un régiment d'infanterie ou d'artillerie, la place des médecins est ainsi fixée :

Médecin-major de première classe, deux pas en avant de la file des médecins sur la ligne des chefs de bataillon ou d'escadron ;

Médecin-major de deuxième classe, à gauche de l'officier d'habillement ;

Médecin aide-major, derrière le médecin-major de deuxième classe.

Dans un bataillon détaché, le médecin est placé derrière l'adjudant-major.

Dans un bataillon formant corps :

Médecin-major de deuxième classe, à gauche du capitaine-major ;

Médecin aide-major derrière son chef de service.

Dans un régiment de cavalerie :

Médecin-major, à gauche du capitaine d'habillement.

Médecin aide-major, derrière son chef de service.

REVUES DE RÉGIMENT. — Dans l'infanterie : les médecins-majors ou aides-majors sont, à pied, à quatre pas de la droite de leur bataillon sur l'alignement du premier rang ; à cheval, ils se placent à dix pas derrière la droite de leur bataillon (12 juin 1875).

Dans la cavalerie et l'artillerie, les médecins sont, à pied et à cheval, à 10 mètres en arrière de la droite du premier escadron ou batterie, à gauche de l'adjoint au trésorier et à droite des vétérinaires.

Défilés. — Dans l'infanterie, [les médecins réunis et placés sur un rang défilent à dix pas en arrière de la dernière subdivision du régiment ou de la section si elle assiste à la revue. Les porte-sacs sont sur un rang, à quatre pas derrière les médecins (12 juin 1875).

Quand les médecins auxiliaires sont présents, ils nous paraissent devoir se placer sur un rang en ordre correspondant à celui du médecin de leur bataillon, et en avant des porte-sacs ; leur place n'est pas fixée par le règlement.

Dans la cavalerie et l'artillerie, les médecins défilent à quatre mètres du dernier peloton, à droite des vétérinaires.

Affectations. — Quand le régiment est réuni, le colonel affecte chaque médecin à un bataillon pour leur place dans les formations constitutives et pour la communication des ordres.

Rapport. — Le rapport est communiqué aux médecins par le fourrier de semaine de leur bataillon.

Visites. — Les officiers arrivant au régiment ou promus à un grade supérieur dans le régiment se présentent au colonel en grande tenue de service, le jour où ils sont reconnus ou reçoivent leur lettre de service ; ils font dans la même tenue une visite aux officiers sous les ordres desquels ils sont placés.

Dans les mêmes circonstances, les officiers supérieurs doivent faire une visite aux officiers généraux et aux commandants d'armes.

Les officiers qui quittent le régiment doivent faire les mêmes visites avant leur départ, mais en tenue du jour.

Les officiers rentrant de position d'absence se présentent en tenue du jour au colonel et à leur chef immédiat lorsque leur absence a duré plus de huit jours.

III. SERVICE TECHNIQUE

Le service technique régimentaire peut être divisé en :

1° Médecin chef de service ;
2° Services divers : Intérieur, extérieur ;
3° Administration.

1° *Médecin chef de service*

L'autorité du médecin chef de service dans un corps de troupes s'exerce, en ce qui concerne le service, sous le contrôle du chef de corps, et, spécialement, en ce qui concerne la partie technique sous la surveillance et le contrôle du directeur.

Cette autorité ne s'exerce qu'au point de vue technique en ce qui concerne l'hygiène et la science médicale.

. L'action administrative appartient au conseil d'administration.

Le médecin chef de service est responsable du matériel courant et du matériel d'ambulance mis en dépôt au corps.

Il règle le service de ses subordonnés.

Il rédige la consigne de l'infirmerie et la fait afficher après approbation du chef de corps.

Il propose au chef de corps les militaires qu'il croit susceptibles de remplir les fonctions de sous-officier, caporal d'infirmerie et infirmiers et donne des notes sur l'instruction des infirmiers et brancardiers.

Il signe tous les bons et les fait viser par le major.

Il a l'initiative des propositions concernant les médecins sous ses ordres; en ce qui le concerne personnellement cette iniative appartient au chef de corps.

Le directeur annote les mémoires et les rapports particuliers.

PERMISSIONS. — Les permissions de la journée sont données aux médecins des régiments par le lieutenant-colonel, celles des subordonnés avec l'autorisation du chef de service.

Les autres permissions sont accordées par le colonel, les généraux : au-delà de quatre jours, les demandes sont soumises au visa du directeur.

PUNITIONS. — Le médecin-major de première classe ne peut être puni que par le colonel et le lieutenant-colonel; le médecin-major de deuxième classe et l'aide-major par les officiers supérieurs ou le médecin-major de première classe, sauf le cas de détachement.

Tout capitaine, lieutenant ou sous-lieutenant commandant un détachement a le droit d'infliger les mêmes punitions que les officiers supérieurs.

Les médecins peuvent infliger aux sous-officiers, caporaux et soldats à l'infirmerie, à la salle des convalescents ou à la salle de visite, ainsi qu'au caporal d'infirmerie et aux infirmiers régimentaires, les mêmes punitions que les officiers du grade correspondant.

Le médecin-major rend compte sur son rapport médical des punitions infligées.

Les médecins s'adressent au lieutenant-colonel lorsqu'ils ont une punition à demander contre un officier d'un grade inférieur à celui dont ils ont la correspondance, ou contre un sous-officier, un caporal ou un soldat autres que ceux désignés plus haut : il en est de même pour les punitions demandées par un capitaine contre l'aide-major.

CERTIFICATS. — Le médecin peut signer les certificats d'acceptation d'engagement délivrés par le colonel (30 novembre 1872). Pour les rengagements, il établit et signe le certificat d'aptitude délivré par le chef de corps... « Il résulte de cette visite que le nommé *** est sain, robuste et bien constitué et qu'il réunit d'ailleurs les qualités requises pour faire un bon service. »

Il établit et signe le certificat de visite pour l'admission d'un enfant de troupe. « Certifions que l'enfant (a eu la petite vérole ou qu'il a été vacciné) et qu'il n'est

atteint ni d'affection chronique ni de maladies contagieuses pouvant l'empêcher dans l'avenir de servir
dans l'armée (6 juillet 1878). »

De même pour le passage d'un militaire au régiment
de sapeurs-pompier, dans la garde républicaine, dans
la gendarmerie, à l'école de gymnastique.

« Certifions qu'il est sain, robuste et bien constitué,
qu'il n'est atteint d'aucune affection cachée ou appa-
rente, et qu'il réunit les conditions d'aptitude physique nécessaires pour faire un bon service dans le
régiment, école, etc. »

ÉTATS A FOURNIR. — 1° Un rapport journalier sur
les mouvements de l'infirmerie et l'état sanitaire du
corps ; ce rapport est déposé à la salle du rapport à
l'heure indiquée.

2° Les 1er, 11 et 21 de chaque mois, état du mouvement des malades avec un rapport sommaire : au
directeur du corps d'armée.

3° A chaque mutation (départ et arrivée) au directeur : un bulletin de mutation.

4° Au colonel : un compte rendu mensuel de l'état
sanitaire.

5° Chaque 1er du mois, au général du corps d'armée :
état modèle C contenant la statistique des malades à
la chambre, à l'infirmerie, à l'hôpital.

Le médecin-chef de service doit veiller à ce que la
désignation des maladies soit faite suivant les termes
de la nomenclature du 29 septembre 1882, sauf
quelques cas exceptionnels à inscrire avec un numéro
bis, au-dessous de la maladie la plus approchante, et

que les maladies soient sur l'état dans l'ordre de la nomenclature.

6° Tous les trois mois, demande de médicaments et de matériel. Les régiments tirent leurs approvisionments d'hôpitaux désignés. Les demandes doivent être en deux états et en double expédition : 1° médicaments et objets de pharmacies ; 2° matériel d'exploitation.

Elles sont établies par le médecin-chef de service, visées par le major, vérifiées et visées par le sous-intendant militaire et envoyées au médecin directeur, qui les arrête après modification s'il y a lieu.

Elles doivent être établies dans les cinq premiers jours du deuxième mois du trimestre.

7° Eaux minérales et bains de mer.

Le 1ᵉʳ mars, le médecin-chef de service établit les certificats individuels des hommes proposés pour les première et deuxième saisons de toutes les eaux, sauf Bourbonne, première saison : le 1ᵉʳ mai, pour les dernières saisons de toutes les eaux et la deuxième de Bourbonne.

Le 1ᵉʳ octobre pour les premières saisons d'hiver d'Amélie-les-Bains, le 1ᵉʳ décembre pour la deuxième saison.

Le 1ᵉʳ juin ont lieu les propositions pour les bains de mer.

Le 1ᵉʳ mars de chaque année, pour toutes les saisons de l'été, et le 1ᵉʳ octobre pour les saisons d'hiver d'Amélie, le médecin-chef de service reçoit du directeur du corps d'armée les certificats individuels des malades du corps ayant fait usage des eaux l'année précédente. Il doit remplir la troisième partie. (effets consécutifs) et renvoyer le certificat après avoir consigné ses observations sur le registre des catégories : eaux minérales.

8° Etats des vaccinations et des revaccinations.

Dès que les revaccinations sont faites à l'arrivée de la classe, ou qu'il est fait des vaccinations partielles dans l'année, un état indiquant les résultats doit être envoyé au directeur du corps.

9° Rapport sur les épidemies. En cas d'épidemie, un rapport est fourni au directeur, et, sur l'ordre du général du corps l'état des dix jours peut lui être envoyé chaque cinq jours. (1ᵉʳ juillet 1882).

10° Le 1ᵉʳ janvier et avant le 15 février, au général du corps d'armée, état A comprenant :

  a. 1ʳᵉ Section. Mouvement de l'effectif moyen, mensuel et annuel, moyenne annuelle et mensuelle des présents. Il est établi par le trésorier.

  b. 2ᵉ Section. Mouvement des malades y compris les militaires en position d'absence.

  c. 3ᵉ Section. Malades à la chambre.

  d. 4ᵉ Section. Malades à l'infirmerie.

  e. 5ᵉ Section. Malades aux hôpitaux y compris les militaires en position d'absence.

  f. 6ᵉ Section. Militaires décédés y compris les absents.

  g. 7ᵉ Section. Etat nominatif des militaires réformés, retraités pour maladies et mis en non-activité pour infirmités temporaires.

h. 8ᵉ Section. Malades envoyés au eaux minérales ou bains de mer.

j. 9ᵉ Section. Etat de la variole, des vaccinations
et des revaccinations.

k. Rapport d'ensemble d'après les modèles adoptés pour l'inspection générale, contenant
en outre la statistique des blessures de
guerre.

Quand le corps est fractionné dans divers corps
d'armée, la portion principale dans chaque corps
d'armée devra produire les états A comprenant, s'il y
a, lieu tous les détachements du corps d'armée.

Quand un corps ou une fraction de corps passe
d'une région de corps dans une autre, le compte
rendu annuel, pour le temps passé dans la région
qu'il a quittée, sera adressé au général commandant
cette région, le 15 du deuxième mois suivant l'arrivée
du corps ou de la fraction du corps à sa nouvelle
destination.

Les rapports annuels et mensuels ne doivent em-
brasser que les militaires de l'armée active et ceux de
la réserve rappelés à l'activité.

Les réservistes décédés ou réformés en dehors de
leur appel à l'activité ne doivent pas être compris
dans la statistique médicale.

11ᵉ Compte rendu annuel de gestion. Cet inventaire
établi au titre du service courant, d'après la circulaire du 1ᵉʳ mars 1880, constate par trimestre l'entrée
et la sortie du matériel. Le matériel en service à
l'infirmerie est classé bon c'est-à-dire, inscrit, sauf les
verres et les marbres, avec une réduction de 30 p. 100.

Les objets à réparer sont portés avec une réduction de 60 p. 100.

Cet inventaire ne comprend ni les médicaments, ni les objets d'exploitation de la pharmacie qui ne sont jamais en quantité supérieure aux besoins du trimestre et comptent aux dépenses du service de santé.

12ᵉ Relevé au 1ᵉʳ janvier des consommations, faisant ressortir le prix de journée. Ce prix ressort des dépenses en :

Bons.
{
Médicaments.
Matériel.
Blanchissage.
Vin.
Frais de bureau.
Bandages, lunettes.
Vaccinations.
Combustible ; éclairage.
}
divisées par les malades
}
Chambre.
Infirmerie.

13ᵉ Relevé annuel des dépenses au titre du service de santé ; les dépenses sont :

Médicaments.
Blanchissage du linge.
Vin.
Frais de bureau.
Bandages, lunettes.
Vaccinations.

14° Situation, le 1ᵉʳ janvier et le 1ᵉʳ juillet, du matériel de mobilisation.

REGISTRES. — Afin de pouvoir établir tous les états
le médecin-chef de service doit tenir au conrant
un certain nombre de registres que nous diviserons
en deux parties :

1° Statistique ; 2° Administration.

STATISTIQUE
{
1. Incorporation.
2. Malades à la chambre.
3. Malades à l'infirmerie.
4. Malades à l'hôpital.
5. Convalescents.
6. Catégories.
7. Blessures de guerre.
8. Vaccinations.
}

Ces registres sont fournis par le trésorier, ainsi que
le registre des médicaments, les états de statistique
et les imprimés divers (cahiers de visite, registres de
la bibliothèque, certificats d'eaux, de visite, etc.). Ils
sont tous paraphés par le major.

Les registres 2, 3 et 5, ainsi que le registre d'alimentation sont vus chaque mois par le lieutenant-colonel.

Le registre des blessures de guerre doit mentionner les certificats délivrés et rester aux Archives.

ADMINISTRATION
{
1. Médicaments.
2. Bibliothèque.
3. Alimentation.
4. Carnet d'enregistrement des bons.
5. Correspondance.
}

Le registre d'alimentation est acheté par le médecin
chef sur la masse d'alimentation. Le carnet d'enre-

gistrement et le registre de correspondance sont achetés par le médecin sur ses frais de bureau.

Ces registres sont paraphés par le major, sauf celui de correspondance.

1° *Registre d'incorporation.* A son arrivée au corps, avant toute opération, chaque homme est visité par le médecin-chef de service, qui prend pour guide de son jugement l'instruction du 27 février 1877.

S'il juge l'homme peu propre au service de l'arme, il le propose pour un changement d'arme.

Il établit un certificat de visite qui doit spécifier que... ont pour résultat de rendre ce militaire absolument impropre au service (de l'arme); mais qu'ils permettent cependant, en raison de sa constitution, de l'utiliser et de préférence dans... (indiquer l'arme) (15 mars 1878).

Il est prononcé sur ces propositions aux inspections trimestrielles ou générales.

S'il reconnaît que l'homme est impropre à tout service, il en fait un rapport spécial, qu'il joint au rapport journalier. Si cet homme est proposé pour la réforme, il est envoyé devant la commission, qui statue ou renvoie l'homme à trois mois pour un nouvel examen.

Les noms des hommes incorporés sont inscrits sur le registre par ordre de numéro matricule avec les noms, prénoms, lieu de naissance, profession, taille, poids, périmètre thoracique, état de la vaccination.

Pendant la durée du service de l'homme, le médecin inscrit au fur et à mesure, à son nom, la revaccination, les entrées à l'hôpital, les accidents, en

somme, tout ce qui touche à sa santé. Chaque
homme à son départ doit laisser sur le registre d'incorporation l'histoire de son état sanitaire pendant son
séjour au régiment.

Ce registre est conservé pendant cinq ans après le
départ de la classe.

Après l'incorporation, le médecin remplit la page 9
du livret, qui constate la vaccination au moment de
l'arrivée de l'homme ; à chaque revaccination, le
livret est complété.

2° *Registre des malades à la chambre*. Chaque jour
à la visite du matin, les hommes reconnus malades
sont dispensés de tout ou partie du service.

Sur le registre sont portés seulement ceux qui sont
dispensés de tout service (7 décembre 1883).

3° *Registre des malades à l'infirmerie*. Les hommes
envoyés à l'infirmerie sont inscrits, à mesure de leur
entrée, avec un diagnostic conforme à la nomenclature du 29 septembre 1882 ; ces malades sont désignés d'après le tableau des maladies du 10 mars
1884. Leur sortie définitive ou leur entrée à l'hôpital
est marquée, et immédiatement le caporal doit inscrire le nombre des journées et le total des médicaments portés chaque jour sur le cahier. En effet, la
dépense inscrite trimestriellement sur le registre des
médicaments n'est que la somme des dépenses du
cahier ou du registre d'infirmerie, et du registre des
malades à la chambre.

4° *Registre des malades à l'hôpital*. Pour l'admission

d'un malade à l'hôpital, le médecin inscrit le diagnostic sur le talon du billet, avec tous les renseignements qui peuvent être utiles au médecin traitant. Sur le billet, il met le numéro d'ordre du registre (ces numéros sont du 1er janvier au 31 décembre), et la date en toutes lettres. Sur le registre alors il inscrit le nom du malade avec un diagnostic provisoire ; mais il doit se hâter, quelques jours après, avant la fin du mois, d'aller chercher à l'hôpital le diagnostic définitif, pour l'inscrire sur son état mensuel, et ne pas être obligé de corriger plus tard ou de maintenir sur la statistique un diagnostic faux ou vague.

Généralement, le malade entre le lendemain matin pour la visite ; donc le billet doit porter cette date. Cependant il peut entrer d'urgence le jour même.

Dans ce cas, le médecin doit spécifier sur le billet (urgence) et mettre la date du jour. L'entrée d'urgence doit être une exception à cause des perceptions de vivres déjà faites par la compagnie et des inscriptions au livre d'ordinaire. La sortie de l'hôpital, de quelque manière qu'elle ait lieu, guérison, convalescence, eaux minérales, réforme, retraite, décès, doit toujours être inscrite avec indication de sa forme dans la colonne d'observations.

5° *Registre des convalescents.* C'est le registre des malades à la salle des convalescents ; l'entrée et la sortie de chaque malade est portée avec indication de la maladie.

6° *Registre des catégories.* Ce registre contient cinq catégories :

    a. Varioleux;

    b. Congés de convalescence.;

    c. Eaux minérales, bains de mer ;

    d. Sorties définitives ;

    e. Décès.

    a. Varioleux. Chaque cas de variole est inscrit sur le registre avec tous les renseignements connus.

    b. Congés de convalescence. Les malades peuvent être proposés par le médecin du corps ou le médecin traitant de l'hôpital.

    Tout militaire ayant obtenu un congé de convalescence à l'hôpital a droit à l'indemnité de route, lorsqu'il part de l'hôpital, ou du corps, s'il a rejoint en attendant son titre de congé. Dans le cas, au contraire, où le congé lui a été accordé sur la proposition du médecin de son régiment, il n'a droit à aucune indemnité (3 novembre 1882).

    c. Eaux minérales. Chaque malade partant pour les eaux est à l'hôpital et par conséquent inscrit et sur le registre des malades à l'hôpital et sur celui des catégories. Une exception est faite pour ceux des malades aux bains de mer non hospitalisés.

    d. Sorties définitives. Elles peuvent avoir lieu par réforme ou retraite. Pour les officiers, il existe la non-activité pour infirmités temporaires.

    e. Décès. Chaque décès à l'hôpital est inscrit sur le registre des catégories et des malades à l'hôpital. Le décès peut avoir lieu au corps par suicide, homicide ou mort subite. Dans ce cas, le médecin du corps établit un certificat provisoire sur le vu duquel le cadavre est reçu à l'hôpital; mais le corps ne doit être enlevé que lorsque l'officier de police judiciaire a remplit les formalités légales.

Un rapport est fait au ministre par le médecin chef de service; le major est chargé de ce qui concerne l'état-civil.

7° *Registre des blessures de guerre.* Sur ce registre sont inscrits tous les accidents survenus en service commandé, avec la suite qu'ils ont eue. Quand un certificat d'origine est délivré, il doit être tenu note sur le registre de la date de sa délivrance.

Ce registre doit rester aux Archives du corps, parce que, souvent plusieurs années après, un officier ou un soldat ont intérêt à faire établir un certificat pour une blessure ancienne.

8° *Registre des vaccinations.* Conformément à la note ministérielle du 27 janvier 1883, les médecins des corps de troupes, chacun dans son régiment, sont chargés du service des vaccinations et tenus de vacciner ou de revacciner tous les jeunes soldats dès leur arrivée au corps, ainsi que les incorporés des contingents antérieurs chez lesquels l'innoculation est restée stérile ; ils doivent renouveler l'opération chez les sujets réfractaires aussi souvent que possible pendant les quatre mois qui suivent le premier essai.

Les succès certains sont inscrits sur le registre des vaccinations.

A chaque cas de mort par variole, un rapport détaillé est remis au directeur du service de santé.

Une prime de 10 à 15 francs est allouée à chaque enfant vaccinifère.

D'après un certificat du médecin, cette prime est payée par le trésorier au compte des hôpitaux et inscrite par le medecin sur le carnet d'enregistrement.

C'est d'après les inscriptions du registre que sont complétées les inscriptions des livrets.

Nous étudierons les régistres d'admiuistration avec la comptabilité de l'infirmerie.

2° *Services techniques divers.*

Les divers services régimentaires médicaux peuvent se diviser en : services intérieurs et services extérieurs.

Services intérieurs. — Ils comprennent :
1° Visite journalière au quartier ;
2° Visite à l'infirmerie ;
3° Visite mensuelle.

1° *Visite au quartier.* — Art. 67. — Tous les matins avant le rapport, à l'heure fixée par le colonel, le médecin chef de service fait sa visite au quartier.

Les sergents ou brigadiers de semaine, porteurs du cahier de visite, conduisent à la salle de visite les hommes malades et ceux qui doivent être présentés (rentrants des hôpitaux, de congé ou de permission, engagés volontaires ou conditionnels). Les hommes qui ne peuvent pas se lever sont visités dans leur chambre.

Le médecin inscrit de sa main sur le cahier de

visite, en regard du nom des hommes, ceux qui doivent entrer à l'hôpital, à l'infirmerie, à la salle des convalescents, ceux qui sont reconnus malades à la chambre, et le nombre des jours d'exemption de service qui leur sont accordés; enfin ceux qui n'ont pas été reconnus malades.

L'exemption ne peut pas être de plus de quatre jours : elle est renouvelée, s'il y a lieu.

Les malades aux salles de disciplines sont conduits par le caporal de garde à la salle de visite ; ceux qui ne peuvent pas marcher sont vus par le médecin dans les salles de discipline ; le sergent ou le brigadier de semaine et le caporal de garde l'accompagnent.

Quand le régiment occupe plusieurs quartiers, le médecin chef de service se réserve habituellement la visite du quartier principal.

Les billets d'hôpital sont signés par le médecin chef de service, et, en son absence seulement, par le médecin le plus élevé en grade après lui.

Le médecin a autorité sur les malades à la visite.

Les entrants sont conduits à l'infirmerie par le caporal ou le brigadier de semaine.

Les malades entrant et sortant de l'hôpital sont conduits par un fourrier de semaine. Un homme entrant à l'hôpital laisse ses effets d'habillement, de grand et de petit équipement. Les entrants à l'infirmerie emportent leurs effets d'habillement et de petit équipement.

Tout militaire passant dans la disponibilité ou la réserve et reconnu malade à la visite du départ doit être envoyé à l'hôpital.

5.

2º *Visite à l'infirmerie*. Tout entrant à l'infirmerie prend un bain de pied et reçoit une capote, un pantalon, des pantoufles. Ces objets sont remis à l'infirmerie par l'habillement, sur un bon visé par le major. De plus, l'infirmerie reçoit des couvertures hors de service, dont on se sert pour faire des descentes de lit ou des tapis.

Chaque matin, avant la visite, le caporal d'infirmerie fait procéder aux travaux de propreté relatifs aux hommes et aux salles.

Le matériel des ablutions est compris dans la nomenclature du service de santé.

La propreté des salles est entretenue par les infirmiers, ou les malades, ou des hommes de corvée.

Les malades sont responsables des dégradations, et, chaque fois qu'il s'en produit, il est établi un bon au nom du malade, visé par le médecin chef de service.

Quand une évasion se produit, le caporal en rend compte à l'adjudant de semaine ou au médecin-chef de service.

La visite de l'infirmerie appartient au chef de corps, au lieutenant-colonel et à l'officier supérieur de semaine. Le capitaine de semaine à la surveillance de la police de l'infirmerie.

L'inspection de la literie est faite au moins une fois par mois (art. 72, 28 décembre 1883) par le médecin chef de service, qui requiert le remplacement des effets imprégnés de miasmes dangereux ; ce remplacement a lieu par ordre du sous-intendant militaire.

En outre, les médecins doivent provoquer le remplacement de tout ou partie des fournitures d'infirmerie, lorsque, à l'arrivée d'un malade, ils reconnaissent que celles qu'on lui destine ont besoin d'être assainies.

Le médecin fait parvenir au sous-intendant militaire, par voie hiérarchique, un bulletin constatant le résultat de chaque visite mensuelle.

Chaque matin, la visite de l'infirmerie a lieu à une heure fixée par le chef de corps.

Le médecin tient le cahier de visite de la veille et le caporal inscrit sur le cahier de visite du jour les prescriptions alimentaires ou médicamenteuses.

Après la visite, il est fait un relevé des aliments; quant aux médicaments, ils sont totalisés à la sortie du malade et reportés sur le registre de l'infirmerie.

La nourriture est fournie par une cantinière, ou, à son défaut, les malades sont nourris à l'ordinaire des compagnies.

Le régime alimentaire est diète, bouillon, bouillon et pain, demi-portion avec ou sans vin, portion entière avec ou sans vin; la portion entière est de : soupe grasse ou maigre avec 40 grammes de pain, 300 grammes de pain à la main et 75 grammes de viande bouillie, rôtie ou préparée avec légumes.

Le médecin peut remplacer la soupe et la viande par des légumes, du lait, des œufs, des pruneaux, d'après un tarif établi sur sa proposition par le chef de corps.

Le vin à portion entière est d'un quart de litre.

Les malades sortants sont désignés à la visite du matin et sortent le lendemain.

A la sortie, le caporal leur rend leurs effets et passe

l'inspection des effets de l'infirmerie qu'il leur avait délivrés.

3° *Visite mensuelle*. Tous les mois, le médecin chef de service fait ou fait faire, en présence des officiers de semaine, une visite individuelle des caporaux et soldats, pour reconnaître les maladies contagieuses ; il prend à cet effet les ordres du colonel.

SERVICES EXTÉRIEURS. — 1° *Visite aux hôpitaux*. Le médecin chef de service visite au moins deux fois par semaine les malades du régiment aux hôpitaux ; il rend compte de ses observations au colonel.

Il accompagne le colonel et le lieutenant-colonel dans leurs visites à l'infirmerie et aux hôpitaux.

2° *Officiers malades*. Le médecin chef de service doit visiter tout officier malade qui ne peut pas faire son service ; il rend compte au lieutenant-colonel, par un bulletin sous pli cacheté ; les médecins doivent leurs soins aux officiers et leur famille.

3° *Service de jour et de nuit*. Un des médecins, dit de service, dont le nom est porté sur le rapport journalier de l'infirmerie, ne doit s'écarter ni du quartier, ni de son logement sans faire connaître où il pourra être promptement retrouvé, de jour et de nuit, en cas d'accident.

Quand les circonstances l'exigent, les médecins font alternativement, d'après l'ordre du colonel, un service de nuit ; une chambre leur est affectée, à cet effet, au quartier.

4° *Manœuvres, marches, tir à la cible, baignade.* Un des médecins, pourvu des instruments et des objets de pansement contenus dans le sac ou les sacoches d'ambulance, assiste aux marches, aux manœuvres d'ensemble, au tir à la cible et à la baignade.

5° *Instruction.* Le médecin major est responsable de l'instruction théorique et pratique des brancardiers et infirmiers régimentaires.

Il y a un infirmier par bataillon ; ils roulent entre eux, par semaine, pour le service de l'infirmerie et de la salle des convalescents.

Le colonel détermine, sur la proposition du médecin-major, le service extérieur de l'infirmier régimentaire ou des deux cavaliers porte-sacoches.

Les infirmiers régimentaires sont exempts du service de place et des corvées.

L'infirmier de semaine couche à l'infirmerie.

6° *Conférences.* Le médecin chef de service fait des conférences sur l'hygiène aux officiers, il charge le médecin aide-major de faire aux sous-officiers quelques leçons d'hygiène.

3° *Administration.*

Le médecin chef de service est chargé, sous l'autorité du conseil d'administration et la surveillance du major, de toutes les écritures de détail concernant la gestion du matériel qui lui est confié pour l'exécution de son service spécial (1er mars 1880).

Son administration comprend :

1° Surveillance du matériel ;

2° Comptabilité.

1° SURVEILLANCE DU MATÉRIEL. — Cette partie du service comprend :

a. Les locaux ;

b. Le matériel du génie ;

c. Le matériel des lits militaires ;

d. Perception de combustible pour chauffage.

a. *Locaux.* Le blanchissage des murs de l'infirmerie se fait, comme celui des autres chambres de la caserne, une fois par an (28 mai 1864).

Quand le nettoyage des planchers est reconnu nécessaire, il est fait usage de sable, lequel pourra être mélangé avec une petite quantité de soude, de potasse ou d'acide phénique. Ces substances, ainsi que le sable, sont délivrées par le service du génie.

La poudre de Pyrethre est remplacée pour la destruction des insectes par l'acide sulfureux, (29 décembre 1883).

b. *Matériel du génie.* Les salles d'infirmerie sont garnies (22 février 1877) de tables, de bancs, de planches à pain et d'un rang de planches à bagage, dans la proportion du nombre des malades qu'elles doivent contenir.

La salle de visite reçoit une ou deux armoires et une table à tiroir fermant à clef pour les médicaments toxiques : ceux-ci doivent porter une étiquette rouge orangé. (21 juin 1878).

Il est fourni en outre un poêle en fonte à deux trous pour les tisanes, ainsi que deux marmites : une pour la tisane, l'autre pour les bains.

Également il est fourni un brancard pour le transport des malades : il doit être déposé au poste de police.

Tout cet ameublement est renouvelé par les soins et à la charge du génie.

Pendant l'hiver, le génie doit fournir des poêles à l'infirmerie.

c. Matériel des lits militaires. Le service des lits militaires est chargé de pourvoir à la fourniture du matériel de literie. Les fournitures d'infirmeries ont les mêmes que celles du soldat ; elles sont allouées à raison de 2 1/2 0/0 pour les troupes à pied, et 3 0/0 pour les troupes à cheval ; le médecin chef de service signe un reçu et en a la responsabilité ; leur entretien est réglé par les règlements du 2 octobre 1865 et 28 décembre 1883.

Les matelas et traversins sont cardés tous les ans, sauf remplacements à la suite de la visite mensuelle, ou en cas d'infection.

Les draps sont échangés (du 1er mars au 3 septembre) tous les vingt jours, et du 1er octobre au 30 avril tous les trente jours, ou à chaque mutation de malade, ou, lorsqu'en raison de la nature de la maladie, le médecin juge nécessaire de les faire changer plus fréquemment.

Les draps d'un homme atteint de maladie psorique sont changés à la caserne sur bon à sa sortie de l'infirmerie.

La paille des paillasses doit être renouvelée tous les six mois.

Les fournitures de l'infirmerie sont désinfectées à chaque changement de garnison, et remplacées, si elles ne peuvent pas être mises en service.

d. Chauffage de l'infirmerie. L'infirmerie a droit, en hiver, à une allocation de combustible. Cette allocation a lieu pendant trois, quatre ou cinq mois, suivant les localités (région chaude, tempérée, froide). La nature du combustible varie également (bois ou charbon).

Il est alloué deux rations collectives par régiment; les bataillons ont droit à une ration 2/3.

La ration collective est fixée par une commission spéciale (8 juin 1883). Elle était antérieurement fixée réglementairement.

Région chaude.	bois 20 kil.	charbon 12 kil.
Id. tempérée.	id. 25 kil.	id. 15 kil.
Id. froide.	id. 30 kil.	id. 18 kil.

Il est alloué en outre trois fagots d'allumage par ration.

La distribution a lieu tous les quatre jours par les soins de l'adjudant de semaine.

Si le corps touche son chauffage par rations individuelles, il est pourvu aux besoins spéciaux par des prélèvements sur la distribution.

En cas de rigueur de la saison, si la nécessité est reconnue par une commission composée du sous-intendant, du major de la place, du médecin chef de l'hôpital et d'un médecin de chaque corps de troupe de la garnison, le général commandant le corps d'armée peut, après avoir reçu le procès-verbal de la commission, accorder un supplément aux allocations ou autoriser des rations par anticipation ou par prolongation (26 mars 1866).

Le supplément, à moins d'autorisation du ministre, ne peut pas s'élever au-delà du tiers de la fixation règlementaire.

Pour les troupes logées dans les casernements, système Tollet, la ration collective est augmentée de 1/3.

2° COMPTABILITÉ. — La comptabilité des dépenses de l'infirmerie comprend :

I. La tenue des registres.

II. Le relevé des dépenses.

I. *Registres*. Ils sont :

  a. Registre des médicaments ;

  b. Registre de la bibliothèque ;

  c. Registre d'alimentation ;

  d. Carnet d'enregistrement des bons ;

  e. Registre des correspondances.

a. Registre des médicaments. Pour chaque trimestre le médecin chef de service établit deux demandes : l'une pour les médicaments et objets de pharmacie, l'autre pour le matériel, en se conformant à la nomenclature du 1er janvier 1881. Ces demandes sont visées par le major et envoyées au directeur. Dans des cas urgents, il peut être fait des demandes supplémentaires.

A leur arrivée du 1ᵉʳ au 10 du premier mois, les objets sont inscrits en recette, et forment, avec le restant du trimestre précédent, le total de la recette.

Chaque trimestre, le registre des médicaments est balancé et visé dans les dix jours par le major et vérifié par le sous-intendant.

La justification des dépenses de médicaments est faite au moyen des cahiers de visite et du registre d'infirmerie et des malades à la chambre.

Celle du matériel est faite par les états de réforme établis pour l'inspection générale.

Le matériel des infirmeries régimentaires doit être maintenu à poste fixe dans chaque garnison.

En cas de départ, et lorsque chaque colonne aura été pourvue de la quantité de médicaments jugée nécessaire pour la route, le médecin partant remet l'inventaire du matériel au conseil d'administration, qui, après vérification, établit la facture de livraison au corps arrivant : ce dernier en prend charge et donne un récépissé.

b. Registre de la bibliothèque. — C'est un livre journal qui constate l'entrée des ouvrages et documents de l'infirmerie. Ces livres, Archives de médecine et de chirurgie, statistique, etc., sont reçus par chaque infirmerie, et, par conséquent, [restent sur place à chaque changement de garnison.

c. Registre d'alimentation.—Chaque matin, le médecin chef de service fixe sur le cahier de visite les aliments de chaque malade, que fournit une cantinière.

Ces aliments sont payés par le médecin tous les cinq jours au moyen de la masse d'alimentation.

Chaque commmandant d'unité, pour chaque homme à l'infirmerie, verse à la masse sa solde d'ordinaire ; le sous-officier paie au taux de sa pension. Les suppléments et indemnités s'appliquant à la nourriture sont compris dans ce versement. Le pain et les autres prestations en nature sont également versés à l'infirmerie.

A chaque prêt, le versement dû est fait au médecin, qui le porte en recette au registre d'alimentation ; d'un autre côté, chaque jour, à la suite de la visite, il est fait un relevé d'alimentation, et la somme du prix des aliments est portée aux dépenses du registre d'alimentation.

Chaque cinq jours, le compte de la cantinière est fait et payé : ce qui reste est le boni. Ces bonis sont déposés à la caisse du corps ; s'il y a insuffisance de ressources, le chef de corps peut, avec l'autorisation du général de brigade, faire un prélèvement sur les bonis des ordinaires du régiment.

d. Carnet d'enregistrement des bons. — Le médecin chef de service pourvoit à différentes dépenses de l'infirmerie au moyen de bons, qui sont acquittés par le trésorier trimestriellement d'après une facture ou quittance.

Ces dépenses sont :

1º Blanchissage du linge à pansement ;

2º Vin ;

3º Frais de bureau ;

4º Bandages, lunettes ;

5º Vaccinations ;

6º Combustible ;

7º Eclairage.

1º *Blanchissage du linge.* — Chaque huit jours, le linge à pansement, les serviettes, sont remis au blanchissage sur bons ; le compte en est inscrit sur le carnet de bons, et, à la fin du trimestre, la totalisation en est faite sur une quittance en trois expéditions que paie le trésorier.

2º *Vin.* — Le vin est acheté sans bon à la cantinière : la dépense en est justifiée par les relevés alimentaires ; il est payé trimestriellement sur facture par le trésorier.

3º *Frais de bureau.* — Il est alloué au médecin chef de servics : 40 fr. pour chaque infirmerie de régiment et pour les infirmeries de bataillon de chasseurs : — 25 fr. pour les infirmeries du train et de détachement (notice 28 décembre 1883).

4º *Bandages et lunettes.* — Les bandages herniaires et les lunettes sont délivrés gratuitement à titre de première mise ou de remplacement, sur un bon du médecin-major ; ce bon doit mentionner s'il est donné à titre de première mise ou de remplacement (1er avril 1876).

Le médecin-chef de service tient note des bons sur le carnet d'enregistrement et les inscrit, à leur date, sur le registre d'incorporation.

Les bons sont totalisés et payés par le corps chaque trimestre, au compte du service de santé.

5º *Vaccinations.* — Chaque enfant vacciné peut

recevoir de 10 à 15 fr. ; ce prix est payé à la mère
sur une quittance faite par le trésorier, d'après les bons
du médecin major.

6° *Combustibles*. — Le médecin chef se procure par
des bons le combustible nécessaire à la préparation
des bains et de la tisane (8 juin 1883, art. 283 et 285).

Le combustible pour les bains est fourni gratuitement par les magasins de l'État, sur l'avis motivé du
sous-intendant militaire (11 novembre 1872).

A la suite d'expériences faites par le médecin du
corps, un procès-verbal, signé par le sous-intendant,
fixe la quantité de combustible nécessaire à la préparation d'un grand bain, d'un bain de siège, de bains
locaux (29 janvier 1873).

Au commencement du mois, le médecin fait un bon
pour la quantité de bains qu'il croit nécessaire, et le
combustible est touché par le fourrier de semaine,
sur un bon délivré par le sous-intendant.

La justification des bains est faite sur les relevés et
le cahier de visite.

Les bons sont inscrits sur le carnet, et, chaque trimestre, récapitulés sur une quittance remise au trésorier comme pièce justificative.

Pour les tisanes, il est effectué sur les rations collectives des ordinaires un prélèvement, à raison de :

Fourneaux à 1 marmite, bois 2 kil. charbon 1 kil.
    id.   à 2 marmites, bois 4 kil.   id.   2 kil.

Quand la cuisine est faite au moyen de rations
individuelles (camps), l'infirmerie n'a plus droit à
aucun prélèvement (12 mars 1875).

7° *Éclairage*.— Dans les corps de troupes à cheval l'éclairage est au compte de la masse d'entretien du harnachement (22 mai 1873-15 mai 1872).

Cette dépense comprend les fournitures du combustible et des lampes, chandeliers (7 décembre 1874).

Des quittances en simple expédition sont fournies chaque trimestre par le médecin-major, pour le paiement des différents achats faits sur bon au compte de la masse générale d'entretien.

e. Registre des correspondances. — Le médecin-major inscrit sur ces registres toutes les lettres et notes qu'il écrit ou reçoit pour le service.

II. *Relevé des dépenses*. Ce relevé comprend :

a. Relevé annuel des consommations. — C'est le total des dépenses de l'infirmerie, faisant ressortir le prix de la journée des malades. Ce prix est établi au 1er janvier de chaque année et résulte de la division des dépenses faites par le nombre des hommes malades à l'infirmerie et à la chambre.

Les dépenses sont celles du matériel, des médicaments et des bons enregistrés.

b. Relevé des dépenses au titre du service de santé. — Ce relevé annuel comprend :

Médicaments et objets de pharmacie ;
Blanchissage ;
Vin ;
Frais de bureau ;
Bandages, lunettes ;
Vaccinations.

c. Compte-rendu de gestion. — C'est un inventaire annuel comprenant le matériel du service de santé en service à l'infirmerie.

DÉPOTS DE CONVALESCENTS

Les dépôts de convalescents sont installés et supprimés par ordre du ministre : un procès-verbal est établi à leur formation et à leur suppression (10 mai 1844).

Le commandement en est confié à un officier, qui l'administre comme un corps de troupe.

Un médecin désigné par le général du corps d'armée sur la proposition du directeur du service de santé, est chargé du service.

Le matériel du service de santé est celui d'une infirmerie régimentaire, et l'exécution du service en est la même.

Les malades sont reçus avec un billet d'entrée ou une feuille de route ou d'après une feuille d'évacuation.

Ils reçoivent une ration de vin (0 fr. 85 c., 6 décembre 1842), et une ration de riz.

La dépense en est imputée au service de santé. Ils n'ont pas droit à l'indemnité représentative de la ration d'eau-de-vie autorisée dans la saison des chaleurs (12 mars 1866).

La ration de riz pourra être portée à 6 décagrammes.

Les prestations en nature et en deniers sont complétées par le décret du 3 juin 1883 (solde et revues) : le chauffage est fourni par le sous-intendant militaire ; les aliments sont préparés, si c'est possible, par une ou plusieurs cantinières.

Au départ, il est délivré un billet de sortie.

Les décès sont constatés comme dans les corps.

Le 1er de chaque mois, le commandant du dépôt envoie au ministre un état numérique : des hommes présents du 1er au 5, à chaque corps, un état nominatif de ses malades.

Le 1er du mois, le médecin envoie au directeur un rapport constatant les résultats obtenus.

BRIGADE DE GENDARMERIE

Un médecin, avec l'approbation du général du corps d'armée, est désigné par le directeur, pour faire le service des brigades de gendarmerie.

Il doit ses soins aux gendarmes et à leur famille. Si la place est pourvue d'un hôpital militaire, les médicaments sont fournis par cet établissement sur bons du médecin désigné, à la condition d'être conformes aux prescriptions du formulaire (1er janvier 1883).

Si non, ces médicaments sont pris à une pharmacie civile sur bon du médecin ; ces bons sont totalisés chaque trimestre.

BUREAU DE RECRUTEMENT

Un médecin est désigné pour faire le service du

bureau de recrutement par le directeur avec l'approbation du général du corps.

Il signe les certificats d'acceptation pour engagements volontaires délivrés par l'autorité militaire
dont la formule est : Il résulte de cette visite que le
n° n'est atteint d'aucune infirmité, qu'il est sain,
robuste et bien constitué.

Ce certificat engage vis-à-vis du Trésor la responsabilité de l'officier qui l'a signé, si l'engagé est
reconnu insuffisant comme santé et cette responsabilité n'est nullement couverte par l'avis du médecin.
(30 novembre 1872.)

Un jeune soldat réformé peut s'engager en produi-
sant son certificat de réforme, s'il a obtenu un certificat d'acceptation. (30 mars 1872.)

ÉTAT-MAJOR DE LA PLACE

Dans les grandes villes, un médecin désigné par le
ministre est spécialement chargé du service de la
place ; dans une ville de garnison, un médecin est
désigné par le directeur du service de santé avec
l'approbation du général du corps d'armée, pour
faire le service de la place.

Ce médecin a pour fonction l'examen des isolés et
des hommes détachés, qui, reconnus malades, sont
traités à l'infirmerie d'un corps désigné par le général. Dans ce cas, une section spéciale est établie pour
eux sur le registre d'infirmerie de ce corps.

Il signe pour les isolés les certificats de visite constatant la nécessité du transport en diligence ou bien dans des voitures suspendues spéciales (26 juin 1874).

Dans certaines garnisons où se trouvent plusieurs détachements, il peut être créé, avec l'autorisation du général du corps d'armée, une infirmerie de garnison, dont le médecin est désigné par le général commandant la subdivision.

Le général commandant la subdivision désigne le détachement chargé de l'organisation et de l'administrationde cette infirmerie.

Les dépenses incombant à la masse d'entretien sont supportées par chaque corps proportionnellement aux journées de malades.

Le corps et le médecin désignés par le général ont la direction et la surveillance *exclusives* de cette infirmerie.

Dans les places, siège d'une garnison le commandant d'armes, dans les autres villes — le commandant de la gendarmerie, peuvent donner à un médecin militaire un ordre de visite pour les officiers sans troupe, les isolés et les étrangers à l'armée pouvant être admis à l'hôpital.

Pour les militaires pensionnés ou en possession d'une gratification de réforme, l'ordre de visite est donné par le général de la subdivision, et le billet signé par le commandant d'armes.

Le signataire de l'ordre constate, sous sa responsabilité, le droit à l'admission soit gratuite soit payante.

Le médecin chargé du service de la place doit ses soins à tous les officiers sans troupe et employés militaires, ainsi qu'à leur famille présente dans la localité.

SERVICE DES PRISONS

Un médecin militaire de l'hôpital ou, à son défaut, un médecin de la garnison, désigné par le commandant d'armes est chargé du service sanitaire de la prison qu'il visite chaque jour. L'agent principal lui présente tous les militaires écroués depuis sa visite de la veille ; les hommes atteints de maux contagieux sont envoyés sur le champ à l'hôpital (23 octobre 1883).

Il doit ses soins aux surveillants, à leurs femmes et à leurs enfants.

Il propose tout moyen de salubrité qu'il croit nécessaire ; il s'assure de la qualité des vivres ; il est accompagné, dans sa visite, par l'agent principal.

Lorsqu'un détenu est envoyé à l'hôpital, il est conduit par un planton porteur du billet d'entrée délivré par le médecin ; il est placé à la salle des consignés.

Si le malade est en jugement, il est conduit à l'hôpital sous escorte.

Les médicaments sont pris à l'hôpital sur un bon du médecin établi trimestriellement.

Dans chaque pénitencier et ateliers de travaux publics un médecin est spécialement chargé du service de l'infirmerie.

Il établit chaque trimestre une demande de médicaments ; chaque mois il établit l'état mensuel de statistique, et en outre, tous les ans, l'état annuel. (22 janvier 1857 et 29 septembre 1882.)

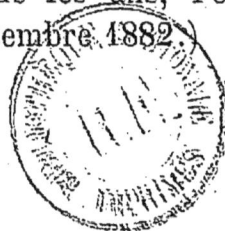

DISPENSAIRES

Une circulaire du ministre de la guerre, du 1ᵉʳ avril 1786, avait prescrit qu'un médecin militaire serait adjoint aux médecins civils chargés de visiter les filles soumises dans les villes de garnison.

Pour assister à ces visites, le médecin militaire sera en tenue bourgeoise dans les villes où il n'existe pas de dispensaires.

Par dépêche du 16 avril, cette mesure a été contremandée, sur la demande du ministre de l'intérieur, en France et en Algérie.

Par lettre du 17 mai 1876, elle a été définitivement prescrite pour l'Algérie.

En France (23 octobre 1883), le commandant d'armes a droit au concours de l'autorité civile pour toutes les mesures de recherches et de précautions qu'exige le soin de la santé des hommes.

CONSEILS DE RÉVISION

Aux opérations des conseils de révision assiste un médecin militaire à titre d'expert (27 juillet 1872).

Dans le cas d'exemption pour infirmités, le conseil ne prononce qu'après avoir entendu le médecin qui assiste le conseil.

L'homme appelé devant le conseil de révision est déclaré :

1° Bon pour le service armé ;

2° Bon pour le service auxiliaire ;

. . . .

5° Exempté ;

6° Ajourné à un an. — L'ajournement ne peut être prononcé que pour la faiblesse de constitution ou défaut de taille. Il ne peut être prononcé que deux fois ; à la troisième, il faut statuer (Circulaire du 19 mars 1874).

Ces principes sont expliqués par l'instruction du 28 avril 1873 :

« ART. 19. — A moins d'impossibilité absolue, des « médecins militaires, ayant au moins le grade de « médecin-major, doivent être exclusivement em- « ployés auprès des conseils de révision.

« ART. 20. — Dans quelques cantons, les jeunes « gens à examiner peuvent être trop nombreux pour « qu'un seul médecin soit chargé de cet examen. Les « préfets se concerteront, le cas échéant, avec les « généraux divisionnaires afin qu'un second médecin « soit désigné (spécialement pour ces jours-là).

« ART. 22. — Le médecin militaire est désigné par « le médecin directeur du corps d'armée.

« ART. 25. — Pour que les médecins puissent « échapper à toute espèce d'obsessions, ils ne doivent « pas être désignés pour assister le conseil de révision « d'un département où ils sont en résidence ou d'un « département dans lequel leur famille est domiciliée.

« ART. 26. — La correspondance, pour les désigna- « tions dont il s'agit, est rigoureusement confidentielle, « et les noms des médecins choisis ne doivent être

6.

« connus que le jour le plus rapproché possible des
« opérations du conseil.

« ART. 27. — Il est expressément interdit aux mé-
« decins militaires d'examiner les jeunes gens hors
« de la présence du conseil de révision.

La loi (art. 66) spécifie les peines qu'ils encour-
raient s'ils recevaient des dons ou s'ils agréaient des
promesses pour favoriser les jeunes gens soumis à
leur examen.

« ART. 67. — Une instruction du conseil de santé,
« en date du 3 avril 1873, fait connaître les infirmités
« qui rendent absolument impropre au service mili-
« taire et doivent motiver l'exemption, ainsi que celles
« qui permettent de placer les jeunes gens dans le
« service auxiliaire. »

Cette instruction est remplacée par celle du 27 février 1877.

« ART. 64. — Le président du conseil veillera
« à ce que les médecins militaires chargés d'as-
« sister le conseil fassent ressortir nettement les
« caractères qui doivent motiver soit l'exemption pour
« infirmité, soit le classement dans le service auxi-
« liaire.

« ART. 65. — Quand un jeune homme fait con-
« naître qu'il est atteint d'une maladie ou infirmité
« qui le met dans l'impossibilité absolue de se rendre
« devant le conseil de révision, le conseil délègue un
« médecin militaire pour visiter le réclamant à domi-
« cile avant la clôture des opérations.

« ART. 66. — Cette visite a lieu en présence de l'offi-
« cier de gendarmerie de l'arrondissement, qui en

« dresse procès-verbal et l'envoie au préfet pour être
« soumis au conseil de révision.

« ART. 68. — Le conseil ne peut, dans aucun cas,
« envoyer un jeune homme à l'hôpital pour l'y faire
« observer à loisir.

« ART. 70. — Le défaut de taille persistant pendant
« deux années ne saurait motiver, en aucun cas,
« l'exemption ; l'homme qui n'a pas la taille de
« 1^m 54 devra être classé dans le service auxiliaire.

« ART. 71. — Le conseil de révision devra éviter
« de prononcer l'ajournement pour faiblesse de com-
« plexion sans avis formel du médecin militaire, signa-
« lant les jeunes gens soumis à son examen comme
« insuffisamment développés et susceptibles de de-
« venir avant deux ans aptes au service armé.

« ART. 83. — La dispense à titre de fils d'un père
« aveugle ne saurait être accordée qu'autant que la
« cécité est complète. L'état du père doit être constaté
« devant le conseil de révision par les médecins atta-
« chés à ce conseil.

« ART. 86. — Lorsque le puîné d'une famille
« réclame la dispense en se fondant sur ce que son
« frère est aveugle ou atteint d'une infirmité incurable
« qui le rend impotent, le conseil de révision doit
« exiger la comparution du frère du réclamant et
« faire constater son état par les médecins mili-
« taires. »

L'*impotence* dans le sens de la loi (27 février 1877)
doit être considérée comme l'impossibilité, par suite
d'infirmités congénitales on acquises, de pourvoir à
sa propre subsistance et de venir en aide à sa famille.

Lorsqu'il s'agit d'une infirmité acquise, l'impotence doit s'entendre de l'impossibilité de continuer à exercer la profession qu'on avait embrassée ou tout autre profession en rapport avec les aptitudes de l'individu.

L'*incurabilité*, hors la perte d'un membre, doit être admise quand les caractères semeiologiques de l'infirmité et l'insuccès des traitements variés et prolongés s'accordent à faire présumer que le sujet ne guérira point, à moins de circonstances exceptionnelles.

« ART. 128. — L'engagé renvoyé avec un congé de
« réforme n° 2 est visité et peut être pris : de même
« pour les engagés conditionnels réformés à leur
« arrivée au corps et avant incorporation. Le volon-
« taire, réformé avec un congé de réforme n° 1, est de
« droit dispensé, de même pour l'engagé conditionnel
« réformé après incorporation. L'engagé conditionnel
« réformé à son arrivée au corps et reconnu bon à la
« revision est admis à faire le volontariat » (31 décembre 1875).

REVUE DE DÉPART. — Au service de la revision se rattachent les revues de départ (6 novembre 1875).

« ART. 165. — Lors de la mise en activité des con-
« tingents, les jeunes soldats appelés sont examinés
« avec le plus grand soin par l'autorité militaire, assis-
« tée d'un ou de plusieurs médecins militaires. Ceux
« qui sont jugés ne pas réunir l'aptitude physique
« nécessaire sont renvoyés, avec les certificats consta-
« tant le résultat de ce premier examen devant la com-
« mission spéciale.

« ART. 16 — Les jeunes soldats que la commission

« juge impropres au service reçoivent des congés
« n° 2, et sont immédiatement renvoyés dans leurs
« foyers.

« ART. 17. — Les jeunes soldats qui ont été compris
« dans le contingent comme absents, au moment de
« la réunion du conseil et qui ne justifient pas, devant
« l'autorité militaire, de causes légitimes d'absence,
« ne doivent recevoir un congé de réformes que
« s'ils sont absolument impropres à toute espèce de
« service. »

INDEMNITÉ DE RECRUTEMENT. — Une indemnité de
15 fr. par jour est allouée aux médecins pour les
séances hors du chef-lieu du département : de 6 fr. 66,
pour les opérations au chef-lieu (25 mars 1877).

Les membres du conseil pourront demander à
toucher par avance la moitié de l'indemnité. Cette
dépense sera mandatée par les intendants des corps
d'armée (13 mars 1876).

Chaque fois que, pendant une interruption, les frais
de route aller et retour seront inférieurs au total des
journées à 6 fr. 66, les membres militaires devront
rentrer àleur poste (6 mars 1882).

BAINS DE MER

Chaque année les malades des corps de troupe
et ceux des hôpitaux peuvent être envoyés aux bains
de mer (20 mai 1875). Les propositions sont faites au
1ᵉʳ juin, au moyen d'un certificat individuel.

Il existe des stations sur la Méditerranée et sur l'Océan.

Méditerranée : 1re saison, du 1ee juillet au 14 août; 2e saison, du 15 août au 30 septembre.

Océan, Manche : Une saison du 1er juillet au 31 août.

Les malades sont divisés en deux catégories : 1o hospitalisés; 2o en subsistance dans un corps. Pour les malades en subsistance, dans un corps, ils sont dans le régiment désigné, sous la direction du médecin-chef de service, qui dirige le traitement; il leur est alloué une ration de vin sur le budget du service de santé.

Le médecin-chef de service tient les deux registres prescrits pour les hôpitaux d'eaux minérales, établit la deuxième partie du certificat à l'arrivée et au départ du malade, et complète l'observation après l'établissement de la troisième partie par le médecin du corps.

Chaque année au 1er décembre il fait un relevé de ses registres, l'un en simple, l'autre en double expédition : une pour le ministre et l'autre pour l'Académie de médecine : ces deux expéditions sont adressées au ministre avec un état récapitulatif.

CHAPITRE VI

EXÉCUTION

SERVICE DES HOPITAUX ET ANNEXES

Les hôpitaux militaires sont divisés, suivant le nombre de leurs lits, en cinq classes, et, suivant leur rôle, en hôpitaux permanents, hôpitaux temporaires et hôpitaux d'eaux minérales.

PERSONNEL. — Le personnel traitant est pris parmi les médecins principaux ou majors; en cas d'absence des médecins traitants, des médecins majors de corps de troupes sont désignés.

Des aides-majors assistent les médecins traitants et assurent le service de garde. En cas d'insuffisance de leur nombre, le service de garde est assuré par les aides-majors des corps ou les médecins-majors les moins anciens.

Des pharmaciens de divers grades assurent le service de la pharmacie.

Le nombre des officiers d'administration est fixé ainsi:

HÔPITAUX.	OFFICIERS principaux.	COMPTABLES de 1ro cl.	COMPTABLES de 2e cl.	ADJUDANTS de 1ro et 2e cl.	ÉLÈVES.	TOTAUX.
1re classe	1	»	1	3	1	6
2e classe.	»	1	»	3	1	5
3e classe.	»	1	»	2	»	3
4e classe.	»	»	1	1	»	2
5e classe.	»	»	1	1	»	2

Les infirmiers sont répartis de la manière suivante :
1° Effectif invariable.

	VAL-DE-GRACE.	1re CLASSE.	2e CLASSE.	3e CLASSE.	4e CLASSE.	5e CLASSE.
			HOPITAUX			
Commis en écritures	5	4	3	3	2	1
Concierges	2	1	1	1	1	1
Cuisiniers	7	4	3	3	2	1
Pharmacie	6c	4c	3c	3c	2c	2c
Magasins, buanderie	10	5	4	3	3	2
Dépense	2	2	2	1	1	1
Propreté	10	5	4	4	2	1
Bains	3	2	2	1	1	1
Sacristie	1	1	1	1	1	1
Garde	2	1	1	1	1	1
Sergent surveillant	1	1	1			
Sergent vaguemestre	1	1	1	1	1	1
Planton	1	1	1	1	1	
Gardiens	1	1	1			
Jardins	3$_a^b$	2$_a^b$	2$_a^b$	1$_a^b$	1$_a^b$	1$_a^b$
Perruquier	1a	1a	1			
Peinture	5$_a^b$	4$_a^b$	3$_a^b$	3$_a^b$	3$_a^b$	2$_a^b$
Vestiaire	2	1	1	1		
Bûcher	1	1	1	1	1	1
Lampes	1	1	1			
Matelas	2	2	1	1	1	1
Menuisiers	1	1	1	1	1	1
Serruriers	1	1	1	1	1	1
Ferblantiers	1	1	1			
Cordonniers	1	1	1	1	1	1
Tailleurs	1	1	1			
Chauffeurs	1	1				
Réfectoires	1	1	1	1		
Presse	1					
Totaux, hiver	68	47	40	31	24	18
Totaux, été	76	53	45	35	28	21

A, nourris à l'ordinaire quand c'est possible ;
B, en été ;
C, dont 1 secrétaire.

2ˢ Effectif variable suivant l'effectif.

Infirmier de visite.   3 par division de malades.

Infirmier
d'exploitation.

> 1 Infirmier major, sergent ou caporal.
> 1 Infirmier par trois officiers.
> 1 Infirmier par cinq sous-officiers.
> 1 Infirmier par huit soldats.
> 1 infirmier ordonnance par officier de santé ou d'administration, non monté.

Eventualité
1/10 de l'effectif.

> Entretien du matériel de mobilisation.
> Remplacer les infirmiers malades.
> Plantons des grands malades.

Les infirmiers sont pris dans les sections d'infirmiers conformément au tableau précédent : le médecin-chef rend compte, le directeur propose au général du corps d'armée toutes les mutations.

Les infirmiers de visite destinés au service des salles sont instruits dans onze hôpitaux régionaux dont huit en France, trois en Algérie (5 octobre 1883).

Par la même circulaire, il a été créé des infirmiers de visite supplémentaires en vue de la mobilisation et instruits dans chaque hôpital.

En temps de paix, les sections d'infirmiers en France continueront à être armés de la carabine de gendarmerie avec sabre baïonnette et seront exercés, comme par le passé, au maniement de cette arme (5 novembre 1883).

SITUATION GÉNÉRALE. — Les officiers attachés aux hôpitaux sont officiers sans troupe et appartiennent à la huitième classe. Ils peuvent être logés par l'Etat et, dans ce cas, la retenue est :

	avec ameublement		sans ameublement	
Inspecteurs......	Paris 3.30	H. Paris 3.30	Paris 1.65	H. Paris 2.20
Principaux 1re cl. id.	Paris 4.»»	H. Paris 2.65	id. Paris 2.65	H. Paris 1.75
Principaux 2e cl. id.	Paris 3.50	H. Paris 2.30	id. Paris 2.30	H. Paris 1.55
Majors de 1re cl id.	Paris 3.»»	H. Paris 2.»»	id. Paris 2.»»	H. Paris 1 30
Majors de 2e cl.. id.	Paris 1.50	H. Paris 1.»»	id. Paris 0.75	H. Paris 0.50
Aides-majors.... id.	Paris 1.»»	H. Paris 0.65	id. Paris 0.50	H. Paris 0.30

Chaque médecin, pharmacien, officier d'administration non monté, a droit à un infirmier ordonnance ; les officiers montés ont droit à un cavalier du train des équipages (5 novembre 1874).

Par décision ministérielle du 4 octobre 1883 (non appliquée encore) les médecins officiers supérieurs des hôpitaux auront droit à une ration de fourrages.

En campagne, les médecins du cadre actif sont montés : les officiers d'administration, les pharmaciens et les aides-majors de réserve ne sont pas montés.

IMPÔTS. — Les officiers sans troupe sont imposés pour la cote personnelle et mobilière d'après le mode

et dans la même proportion que les autres contribua-
bles (loi du 31 juillet 1820).

Les officiers des hôpitaux doivent donc acquitter :
1° la cote personnelle ; 2° les prestations ; 3° la cote
mobilière.

Toutefois (31 mars 1824), les militaires, qui ont été
imposés comme officiers sans troupes et viennent à
être placés dans la ligne, ou appelés à tout autre
service actif qui les exempte de l'impôt, ne doivent
acquitter leur cote personnelle et mobilière, que
jusqu'au moment où ils reçoivent leur nouvelle destination ; à moins que leur famille ne continue à ha-
biter.

Les officiers de troupes (les médecins de corps de
troupe doivent être considérés comme tels) ne paient
pour leur logement en ville que la différence entre
leur indemnité allouée et le prix de leur logement
réel, ils ne devront pas la cote personnelle (8 janvier 1836).

Visites de corps. — Dans les visites de corps, le
corps de santé militaire se trouve placé ainsi :

5° Etat major du génie ;
6° Intendance militaire ;
7° Ingénieurs des poudres et salpêtres ;
8° Corps de santé militaire (23 octobre 1883).

SERVICE INTÉRIEUR

Le service intérieur d'un hôpital peut se diviser :

1° Service du médecin-chef.

2° Service général.
- Garde.
- Aumônier.
- Sœurs.
- Service de visite.

3° Service des salles.
- Médecins traitants.
- Aides-majors.

4° Service de la pharmacie.
- Administration.
- Comptabilité.

5° Service de la comptabilité.
- Mouvement.
- Deniers.
- Matériel.
- Service général.

1° *Médecin-chef.*

Le médecin le plus élevé en grade ou le plus ancien est le médecin-chef.

Il a les attributions et les devoirs généraux d'un chef de corps.

Il ne peut s'absenter qu'en vertu d'une permission accordée par le gouverneur militaire ou le général du corps d'armée.

Il a autorité sur tout le personnel, dont il fait la répartition, et sur les militaires de service dans l'hôpital.

Il est responsable de la bibliothèque et de l'arsenal chirurgical.

Il fait établir et signe la correspondance relative au fonctionnement général.

A l'exception des pièces justificatives, et de celles

qui concernent le détachement, il vise et revêt de son cachet tous les états administratifs de la comptabilité et de la pharmacie.

Il vise, annote et transmet la correspondance du comptable et du pharmacien et les bordereaux portant transmission de pièces justificatives.

Il tient le registre des autopsies qu'il pratique ou fait pratiquer sous sa direction, et ordonne les travaux anatomiques.

Il peut autoriser, par écrit, un régime alimentaire spécial pour un seul malade : il en rend compte au directeur.

Il peut prescrire, en cas d'urgence et par écrit, l'achat de médicament non compris dans la nomenclature.

Le médecin-chef a l'initiative des propositions pour l'avancement dans la hiérarchie et pour l'admission et l'avancement dans la Légion d'honneur, en faveur du personnel sous ses ordres.

Chaque matin, il réunit au rapport les médecins traitants, le pharmacien le plus élevé en grade et le comptable, et là il prend connaissance des instructions données directement à ces gestionnaires par le sous-intendant.

Il préside la commission de réception du matériel de toute nature.

PERMISSIONS. — Les permissions de la journée sont accordées au personnel des hôpitaux par le médecin-chef.

Le médecin-chef,
Le directeur principal de
1re classe peuvent accorder   4 j. av. s., 8 j. s. s.
Le directeur médecin
inspecteur . . . . .   8 j. id.   15 j. id.
Le général de la division. 15 j. id.   30 j. id.
Le général du corps. . 30 j. id. ou 8 j. a. s.
au médecin-chef.

Les demandes de congé sont remises au directeur : celui-ci transmet au ministre celles des médecins-chefs et des officiers de santé en sous-ordre par l'intermédiaire du général du corps d'armée ; celles des officiers d'administration sont remises par le directeur à l'intendant. L'intendant chargé de la surveillance administrative doit donner son avis sur les permissions demandées en faveur du comptable.

Les permissions de la journée sont accordées aux infirmiers par le médecin-chef, sur la proposition du médecin traitant, du pharmacien ou du comptable, chacun pour son service.

Le médecin-chef peut accorder . 8 jours.
Le directeur. . . . . . . 8 —
Le directeur médecin inspecteur. 15 —
Le général de division. . . . 30 —

PUNITIONS. Le personnel de l'hôpital est subordonné à l'autorité militaire, en ce qui concerne la police et la discipline générales : il relève du médecin-chef pour la police et la discipline intérieure de l'hôpital.

Toutes les plaintes formulées par des officiers étrangers au service contre les officiers attachés à l'hôpital sont remises au général qui apprécie et punit s'il y a lieu; la même voie doit être suivie pour les plaintes des officiers de l'hôpital contre des officiers étrangers.

Dans l'hôpital, le médecin-chef officier supérieur a, sur tout le personnel, les droits disciplinaires d'un chef de corps; d'un grade inférieur, il a les droits d'un officier supérieur.

Le médecin-chef peut augmenter une punition; le directeur peut l'augmenter, la diminuer, en changer la nature ou la faire cesser.

Le médecin inspecteur directeur peut prolonger jusqu'à 30 jours la durée de la prison; il en rend compte au général du corps d'armée.

Les droits de punition à l'égard des officiers sont :

Directeur...................................		30 jours d'arrêts simples ou de rigueur.
		15 jours de prison.
Médecin-chef.	Officier supérieur....	30 jours d'arrêts simples.
	major de 2e cl., a. m.	15 jours d'arrêts simples.
Officier comptable aux................ Officiers d'administration...............		15 jours d'arrêts simples.
Médecins ou pharmaciens.............. Principaux ou majors de 1re classe ... Officiers d'administration principaux..		15 jours d'arrêts simples.
Majors de 2e classe..................... Officiers d'administrattion 1re et 2e cl.		8 jours d'arrêts simples.
Aides-majors de 1re classe............ Adjoints de 1re classe..................		4 jours d'arrêts simples.

Le personnel en sous-ordre a le droit de punition de son grade dans sa hiérarchie et à l'égard des infirmiers de l'hôpital.

La plainte contre un autre officier de l'hôpital placé hors de son action directe, est remise au médecin-chef, qui prononce et fixe la durée de la punition.

Si l'intendant militaire ordonnateur a une plainte à formuler contre le pharmacien ou le comptable pour des faits d'administration, il en informe le médecin-chef et demande une punition ; celui-ci ne peut la refuser que pour des raisons majeures, dont il rend compte au général.

Les droits de punition à l'égard de la troupe sont :

Médecin-chef...... **Officier supérieur..**	Sous-officiers...	30 jours de privation de sortir après l'appel. 30 j. de consigne au quartier ou à la chambre. 15 j. de prison ou la réprim.
	Capor. et soldats.	30 jours de consigne. 30 jours de salle de police. 15 jours de prison dont 8 de cellule pour les infirmiers.
Médecin-chef et pharmacien principal ou maj. de 1re cl.; officier d'adon principal compt. ; méd. chef (maj. de 2e cl. ou aide maj.)	Sous-officiers...	30 j. de privation de sortir. 15 j. de consigne au quartier ou à la chambre. 8 j. de prison ou la réprim.
	Capor. et soldats.	30 jours de consigne. 15 jours de salle de police. 8 jours de prison.
Médecins pharmaciens ; maj. de 2e cl.; officiers d'administration de 1re et 2e classe.........	Sous-officiers...	10 j. de privation de sortir. 8 j. de consigne au quartier ou à la chambre.
	Capor. et soldats.	15 jours de consigne. 8 jours de salle de police.
Aide-major ; officiers d'administration 1re et 2e classe; adjoints..........	Sous-officiers...	8 j. de privation de sortir. 8 j. de consigne au quartier. 4 j. de consigne à la chambre.
	Capor. et soldats.	8 jours de consigne. 4 jours de salle de police.

Le médecin-chef tient le registre des punitions commun à tout le personnel; il notifie au sous-intendant celles des officiers et des adjudants-élèves d'administration.

Les devoirs techniques du médecin-chef peuvent être étudiés : 1° par les registres qu'il doit tenir; 2° les états qu'il doit fournir.; 3° les rapports de l'hôpital avec l'autorité militaire.

REGISTRES. — 1° *Registre des punitions*. Chaque matin, au rapport journalier, l'officier comptable rend compte au médecin-chef, des punitions; tous les officiers lui rendent compte des punitions qu'ils ont infligées; celui-ci informe immédiatement, par pli cacheté. le commandant d'armes et le directeur, des punitions infligées pour des faits graves.

2° *Carnet inventaire de l'arsenal chirurgical*. Le médecin-chef est responsable de l'arsenal chirurgical dont la composition est fixée par décision ministérielle pour chaque établissement. Il tient le carnet constatant tous les mouvements. Les réparations pouvant être faites sur place sont acquittées par le comptable, et le médecin-chef signe la feuille de dépense : sinon les instruments sont envoyés au magasin d'approvisionnement désigné par le ministre.

3° *Carnet des bons*. Tous les bons pour les objets de pansement sont signés par les médecins traitants et visés par le médecin-chef, qui les inscrit sur son carnet; chaque mois, ces bons sont totalisés par le comptable sur un certificat administratif vérifié et signé par le médecin-chef.

7.

Sont livrés : sur bons du médecin-chef, les médicaments pour pansements.

Sur bons des médecins traitants, les médicaments pour usage externe (d'urgence par le
médecin de garde).

Ces bons sont transcrits sur le registre des prescriptions (usage externe) et annotés trimestriellement.

Sur bons des médecins traitants ou des médecins
des corps, les bandages herniaires, jambes de
bois, lunettes (etc.).

Du carnet des bons peut être rapproché le carnet
des bains tenu par le comptable; les bains peuvent
être donnés à titre remboursable aux officiers non
hospitalisés avec autorisation du médecin-chef. Tous
les trois mois, le décompte en est fait par les comptables et envoyé à l'intendant, pour en faire opérer le
remboursement.

4° *Registre d'ordres.* Chaque année, les généraux
inspecteurs inscrivent sur ce registre les observations
qui résultent de leur examen.

5° *Registre des ordres de la place.*

Chaque jour un gradé doit être envoyé par l'hôpital
au rapport de la place, et là il prend copie des ordres
généraux et du commandant d'armes, pour ce qui
concerne la garnison ou le service. Les ordres sont
communiqués à tous les officiers de l'hôpital par les
soins du comptable et portés à la connaissance des
infirmiers, pour ce qui les intéresse, au moment des
appels.

6° *Registre de correspondances*. Le médecin-chef est en relation constante avec le directeur du service de santé et le commandement ou un hôpital annexe : toute sa correspondance doit être transcrite et conservée, chaque lettre a son numéro d'ordre.

7° *Malades en observation ; rapports médico-légaux*. Des officiers en non-activité, des hommes dans des situations judiciaires graves peuvent être mis en observation à l'hôpital. Il est utile que le médecin-chef garde le récit de tous les faits qui se sont déroulés journellement et que le rapport médico-légal au sujet d'un suicide, d'un homicide soit conservé dans les archives de l'hôpital.

8° *Registre de statistique*. Tous les malades entrant à l'hôpital sont inscrits sur un registre.

Dans chaque hôpital (29 septembre 1882) militaire thermal ou ordinaire, ambulances, hôpitaux militarisés ou hospices civils, tant ceux des villes de garnison que ceux qui ne reçoivent que des militaires de passage ou en congé, le médecin-chef établit tous les ans l'état B, indiquant le nombre des entrées et des décès survenus pendant l'année parmi les militaires de la garnison ou étrangers.

Les malades de la réserve sont portés pendant les convocations, comme ceux de l'armée active.

L'état B sera complété par un rapport sur le service médico-chirurgical et sur l'état sanitaire de l'hôpital.

Ce rapport, rédigé d'après le modèle prescrit pour ceux d'inspection générale, contiendra en outre la statistique des opérations pratiquées.

9° *Registre à talon des certificats de visite.*

Chaque fois qu'un médecin traitant propose un malade pour un congé de convalescence, réforme ou retraite, il en rend compte au médecin-chef et le certificat est pris dans un registre à souche qui en conserve le duplicata. Le certificat de contre-visite est rempli par le médecin-chef devant la commission.

10° *Registre des autopsies.* — Les autopsies sont faites sous la surveillance du médecin-chef qui juge de l'intérêt scientifique du décédé ; les opérations en sont soumises à la loi civile, quant au certificat d'inhumation.

11° *Registre des conférences et exercices pratiques.* Le médecin-chef dirige, pour l'instruction pratique des aides-majors, des travaux d'anatomie et de médecine opératoire ; tous les quinze jours il préside la conférence.

12° *Registre des rapports journaliers.* Chaque jour le médecin-chef réunit les médcins traitants, le pharmacien et le comptable à la salle du rapport ; le comptable rend compte des faits accomplis depuis le rapport de la veille, mutations, punitions, faits particuliers, et fait signer au médecin-chef les pièces du jour et lui expose toute demande. Le pharmacien rend compte de sa gestion. Tous deux communiquent au médecin chef les ordres qu'ils ont reçus directement de l'intendant chargé de la surveillance administrative.

ÉTATS A FOURNIR. — 1° Chaque jour :

    Général ou commandant d'arme : Directeur :
    Mouvement des malades et des infirmiers ;
    mutations, punitions.

2° Chaque jour ou tous les cinq jours :

    Sous-intendant militaire : Mouvement des
    malades pour la tenue du contrôle nominatif.

3° 1er, 11 et 21 du mois :

    Directeur : Mutation des infirmiers.

4° 1er du mois :

    Directeur : Nombre des malades et journées,
    d'après le livre d'effectif ; rapport sommaire.

5° 25 du mois :

    Chef de classe : États des officiers pour les man-
    dats de solde, ou bien si le médecin-chef est le
    plus ancien, l'envoi est fait au sous-intendant.

6° 1er du mois :

    Directeur : Malades traités depuis plus de
    trois mois.

7° 1er du trimestre :

    Directeur : Contrôle des infirmiers.

8° 1er du trimestre :

    Sous-intendant : Contrôle nominatif trimestriel :
    1° par corps ; 2° par classes et par corps
    d'armée ; 3° par ministère et par admi-
    nistration ; 4° par puissances (étrangers).

9° 1er du semestre :

    Directeur : Demandes de matériel.

    Directeur de l'intendance : demandes d'im-
    primés.

10° 20 janvier, 20 juillet :

Directeur : Demandes de médicaments.

11° 1er janvier :

Général de corps d'armée : États B de statistique et rapport médico-chirurgical.

12° 1er janvier :

Sous-intendant : Double du contrôle des officiers de santé et d'administration.

13° A chaque mutation :

Sous-intendant militaire : Bulletin de mutation.

RAPPORTS DIVERS. — 1° *Commissions de réforme et certificats*. Le médecin-chef fait toujours partie de la commission mensuelle de réforme et signe les certificats demandés par l'autorité militaire ; mais il peut se refuser à formuler des conclusions non réglementaires, et dans ce cas, il doit *motiver son refus par écrit* (21 janvier 1853).

2° *Évacuations*. Les évacuations collectives ont lieu dans le corps d'armée sur la demande du médecin-chef, par ordre du général du corps d'armée : dans les cas urgents, par ordre du directeur. Une liste nominative est établie par le médecin traitant, avec les annotations diagnostiques, et remise au médecin chargé de l'évacuation : sur cette liste le comptable fait en deux expéditions une feuille d'évacuation remise à l'officier d'administration qui accompagne le convoi. Le médecin dirige l'évacuation.

Les évacuations individuelles ont lieu dans le corps d'armée par ordre du directeur, hors du corps d'armée par ordre du ministre ; pour les évacuations sur l'hôpital du Val-de-Grâce, il faut : 1° un certificat de visite et de contre-visite faisant ressortir que l'affection est exceptionnelle et de nature à réclamer les soins des professeurs ou les moyens curatifs spéciaux qui se trouvent dans cet établissement ; 2° une demande du médecin-chef.

Ces pièces sont transmises au ministre par le directeur du corps d'armée (7 avril 1870).

3° *Aliénés.* Pour les évacuations sur un hôpital d'aliénés, il faut : 1° un certificat de visite et de contre visite concluant à la translation dans un hôpital spécialement destiné au traitement des aliénés ; 2° un rapport du médecin traitant, constatant l'état mental.

La demande est faite par le général de la subdivision au préfet, et, à Paris, au préfet de police.

En cas de danger imminent, la demande est faite au commissaire de police à Paris et au maire (30 janvier 1838).

Les certificats et le rapport sont valables pour quinze jours.

4° *Réceptions et dégustations.* La commission de réception se compose : 1° du médecin-chef ou d'un médecin-major délégué ; 2° du pharmacien ; 3° du comptable.

Elle reçoit toutes les fournitures de l'hôpital et constate ses observations sur un registre.

Le médecin-chef procède ou fait procéder chaque jour avec le pharmacien à la dégustation des aliments préparés et signe le registre des dégustations.

5° *Matériel.* Le médecin-chef est responsable des

demandes du matériel de toute nature, afin de pourvoir à tous les besoins.

Ce matériel est de trois sortes : 1° matériel du mobilier et de chirurgie (fixé par décision ministérielle pour chaque établissement), dont la sortie a lieu annuellement par réforme ; 2° objets mobiliers ou d'exploitation accordés suivant les demandes du médecin-chef ; 3° médicaments suivant les besoins de l'hôpital et des corps desservis.

Les demandes sont dressées par le comptable le 1er janvier et le 1er juillet en deux parties : 1° matériel dont la fourniture doit être demandée au ministre ; 2° matériel à acheter sur place.

En même temps, 1er janvier et 1er juillet, ont lieu les demandes d'imprimés adressées au directeur de l'intendance.

Les demandes de médicaments sont remises par le pharmacien les 20 janvier et 20 juillet.

Ces demandes, visées par le sous-intendant, sont envoyées au directeur qui les remet au directeur de l'intendance.

En Algérie, le directeur de l'intendance de la division autorise les achats et fait parvenir les demandes de médicaments au ministre. Quant au matériel, le comptable du magasin d'Alger signale celui qu'il peut délivrer et celui qui doit être expédié de France.

Les petits hôpitaux sont rattachés à un hôpital militaire central.

6° *Inspections générales*. En dehors des mémoires et rapports particuliers et du rapport concernant l'exécution du service, le médecin-chef remet à l'inspecteur un état des objets à réformer, un état de la bibliothèque, un état extrait du registre de l'arsenal chirurgical.

7° *Revues d'effectif.* Ces revues doivent être passées par le sous-intendant au moins une fois tous les trois mois, et quand il en reçoit l'ordre du ministre ou du général du corps d'armée.

Le commandant d'armes informe le médecin-chef le matin de la revue, et celui-ci donne ses ordres dans l'hôpital en conséquence.

Le médecin-chef reçoit le sous-intendant : *le moins élevé en grade ou le moins ancien salue le premier.*

Le comptable remet à l'intendant, l'état nominatif du personnel malade à la chambre et des hommes en service.

Il fait porter les armes au détachement, si celui-ci est en armes.

Les sœurs sont présentées dans le courant de la revue des salles.

8° *Vérifications.* Le médecin-chef assiste aux vérifications, dont il est prévenu immédiatement par le comptable ou le pharmacien, s'il le juge utile ou s'il en a reçu l'ordre du commandement.

9° *Instruction.* L'instruction des infirmiers d'exploitation, est confiée à un médecin et à un officier d'administration de l'hôpital. Le médecin-chef fixe un tableau de travail et se rend compte des résultats.

10° *Conférences.* Le médecin-chef prend part aux conférences concernant les travaux de construction, d'appropriation, d'affectation et d'amélioration des locaux destinés au service de l'hôpital.

2° *Service général.*

1' *Service de garde.* Dans chaque hôpital, le service de garde est assuré par : un médecin aide-major, un adjudant d'administration, un infirmier-major.

L'aide-major, présent pendant vingt-quatre heures, est nourri à l'hôpital, quand le nombre des aides-majors est de trois au moins ; sinon l'aide-major de jour peut sortir sans s'écarter de l'hôpital, en indiquant toutefois où l'on pourra le trouver à toute heure.

L'aide-major reçoit les entrants, vise le billet d'entrée et fixe sur bon le régime, qui ne peut être que maigre et à deux portions au maximum avec boisson alimentaire et chocolat, café au lait ou potage le lendemain matin.

Il assure le traitement pharmaceutique externe par un bon, qui est contre-signé le lendemain à la visite par le médecin traitant. Les médicaments pour l'usage interne sont portés sur le cahier de visite. Chaque matin, il établit, signe et remet le rapport destiné au médecin-chef.

L'officier d'administration de garde, nourri et logé à l'hôpital dans les mêmes conditions que l'aide-major, assure le service du bureau des entrées, accompagne les visites de service (capitaines et officiers supérieurs, ministre des cultes non catholiques), et veille à l'ordre général. Il fournit chaque matin un rapport au comptable.

L'infirmier-major de garde assure la surveillance des salles et l'exécution des prescriptions faites. Il fait son rapport par écrit à l'officier d'administration de garde.

2° *Aumôniers*. Chaque matin la messe est dite entre la visite et la distribution. S'il y a des sœurs, elle est dite tous les jours une heure avant la visite, et le dimanche, une heure après la distribution. Chaque soir, la prière est dite à la chapelle après l'heure de la distribution. L'aumônier ne doit pas s'immiscer dans le service. Les permissions pour les ministres des cultes non catholiques et reconnus sont données par le médecin-chef, sur le vu d'un titre constatant autorisation de leurs supérieurs ecclésiastiques.

Sauf urgence, les heures de leurs visites sont fixées.

Le permis est permanent.

Tout autre ministre peut être également autorisé.

Au bureau des entrées, un registre spécial constate le culte non catholique, et à la sortie des malades inscrits, la radiation complète de leur nom est faite, de manière à ne laisser que les noms des malades présents.

3° *Sœurs*. D'après l'importance de l'établissement, un certain nombre de sœurs peuvent être attachées à l'hôpital.

Leur augmentation ou leur diminution est demandée par le médecin-chef.

Les changements individuels sont demandés par le comptable ou la sœur supérieure.

La sœur supérieure est l'intermédiaire entre les sœurs et les officiers d'administration; aucun ordre ne leur est donné directement.

4° *Service de visite* (23 octobre 1883). « Art. 138. —
« Quand il y a lieu de mettre un poste à un hôpital,
« le commandant d'armes détermine l'emplacement
« et la force de ce poste; il donne au chef de poste
« la consigne générale et celles qui concernent la
« sûreté et la police extérieures de l'établissement.
« Le chef de service de l'hôpital donne les consignes
« qui ont pour objet la police intérieure; il les sou-
« met à l'approbation du commandant d'armes. Il
« délivre des autorisations pour visiter des malades
« ou pour tout autre objet; cependant, pour visiter
« les détenus, ces autorisations sont données par le
« commandant d'armes.

« Le chef de poste défère aux appels du médecin-
« chef ou du comptable.

« Art. 139. — Un capitaine est commandé chaque
« jour pour visiter l'hôpital. Cette visite est faite à
« l'un des deux repas; l'officier goûte le bouillon et le
« vin, s'assure de tout le service et reçoit les plaintes.
« Il est accompagné par un officier ou un élève de
« garde. Il signe le registre de visite et y inscrit ses
« observations. Il ne peut donner aucun ordre.

« Un lieutenant, ou sous-lieutenant peut être com-
« mandé à défaut d'un capitaine.

« Art. 140. — Il est commandé chaque jour un
« sous-officier de planton, qui se conforme aux
« ordres qu'il reçoit du médecin-chef pour le main-
« tien de la police intérieure. Il fait verbalement son
« rapport au capitaine de visite.

« Art. 141. — Quand le médecin en chef prescrit
« des promenades au dehors ou des bains de mer,

« le commandant d'armes, sur la demande de l'hôpital,
« fait commander des sous-officiers pour accom-
« pagner les malades.

« Art. 142. — Les généraux, les chefs de corps et
« les officiers supérieurs des régiments visitent les
« hôpitaux.

« Le commandant d'armes fait ou fait faire, par
« le major de la garnison, la visite des hôpitaux au
« moins une fois par mois.

« Les généraux et officiers supérieurs sont accom-
« pagnés par un officier d'administration ; ils re-
« quièrent la présence du médecin de garde lorsqu'ils
« la jugent nécessaire. »

3° *Service des salles.*

Chaque médecin traitant a la direction d'une division de malades (fiévreux, blessés, vénériens).

Un aide-major suit la visite, surveille l'exécution des
pansements, vérifie et signe les relevés de médicaments et d'aliments, veille à leur distribution.

Un infirmier-major du grade de caporal ou de
sergent dirige le lavage des salles, veille à la discipline, à l'exécution des ordres. Il rend compte chaque
matin, à la visite, des faits du service.

Le linge à pansement lui est remis comme un
approvisionnement ; mais le médecin traitant en
reste responsable ; le linge sale est compté et changé
par l'officier chargé du matériel pour une égale quan-

tité de linge propre. Cet échange doit se faire en présence de l'infirmier-major.

En outre l'infirmier-major reçoit du linge de corps et des draps de rechange, dont il est responsable.

Trois infirmiers de visite alternent chaque mois pour tenir les cahiers, faire les relevés et les pansements.

Chaque matin la visite a lieu à 7 h. 1/2 en hiver et à 7 h. en été ; une contre-visite est faite par le médecin traitant dans l'après-midi.

Le médecin traitant tient le cahier de la veille et dicte à haute voix les prescriptions alimentaires.

Le médecin-chef peut d'urgence autoriser les dérogations au régime médicamenteux ; de même le directeur autorise les dérogations au régime alimentaire à charge d'en rendre compte. Dans les cas ordinaires la demande est soumise au général du corps qui peut autoriser par écrit ou en référer au ministre.

Le médecin traitant désigne les sortants du lendemain, signe le billet de salle et arrête les deux cahiers de visite.

L'infirmier de visite écrit les prescriptions sans abréviations autres que celles admises au formulaire pharmaceutique.

Après la visite, l'infirmier de visite fait les relevés des médicaments et des aliments, qui, signés par l'aide-major et le médecin traitant, sont les pièces justificatives de la comptabilité et engagent la responsabilité du médecin traitant.

Le médecin traitant a l'initiative de toutes les propositions de convalescence, eaux thermales, etc., dont il doit rendre compte au médecin-chef. Il doit compte des cas graves de son service et des opérations à pratiquer. Le médecin traitant doit surtout étudier le régime alimentaire de ses malades. En effet, la quantité de viande est prise d'après le nombre des malades au bouillon gras. Or, il est alloué 180 gr. de viande par potage gras, ce qui correspond à 140 gr. de viande cuite, soit quatre portions. Donc, pour ne pas laisser après la distribution de la viande bouillie sans emploi, les médecins traitants devront autant que possible, diminuer dans leurs prescriptions le nombre des régimes gras sans viande. (Notice 14-28 décembre 1883.)

4° Service de la pharmacie.

Le pharmacien le plus élevé en grade distribue le service entre ses subordonnés, et fait exécuter les prescriptions du jour.

Il fait les expertises et analyses demandée par le médecin-chef, et les consigne sur un registre.

Il prépare les livraisons de médicaments destinés à l'usage des infirmeries, régimentaire, vétérinaire, des corps de troupes.

Il est chargé des observations météorologiques (30 octobre 1863).

Quant à l'administration, il reçoit les médicaments du comptable sur bons et les dépense avec pièces justificatives à l'appui ; ses opérations sont donc limitées à l'entrée et à la sortie des médicaments dans l'hôpital.

COMPTABILITÉ. — *Entrée*. L'entrée des médicaments a lieu de deux manières :

1° Délivrés par les comptables ;

2° Délivrés par la dépense (denrées).

Les premiers résultent de la demande semestrielle et sont portés directement au registre des médicaments ; les deuxièmes, achetés au fur et à mesure ou délivrés sous forme de denrées, sont remis chaque jour par la dépense, inscrits chaque jour sur le registre des denrées, totalisés mensuellement, relevés trimestriellement et reportés en bloc au relevé trimestriel du registre des médicaments.

Pour l'entrée générale, il existe donc 1° le registre des médicaments ; 2° un carnet des denrées.

Il existe encore des excédants, qui sont constatés tous les trois mois par un inventaire. Ils sont inscrits sur un certificat que signe le médecin-chef et portés au compte annuel.

Le compte annuel pour les entrées est donc la somme des médicaments reçus et des excédants.

Sortie. La sortie peut avoir lieu de six manières, et pour chacune d'elles, il est tenu un registre, visé tous les trois mois par le sous-intendant, sauf celui des analyses chimiques :

1° Livraisons au comptable pour les corps de troupe ;

2° Compositions officinales faites d'avance ;

3° Prescriptions journalières : usage interne ; usage externe ;

4º Pertes et déchets;

5º Analyses chimiques.

1º *Registre des livraisons au comptable.* Le comptable seul ayant qualité pour poursuivre le remboursement par les corps de troupe ou les officiers, les médicaments demandés lui sont livrés par la pharmacie, inscrits journellement, totalisés chaque trimestre sur un certificat trimestriel.

Les quatre certificats trimestriels sont inscrits au compte annuel des sorties.

2º *Registre des compositions officinales et médicaments magistraux.* Le pharmacien peut faire d'avance des compositions officinales (pilules, sirops composés, solutions titrées, etc. — C'est une transformation en bloc de divers médicaments dans une certaine proportion au moment de la préparation; ils sont dépensés en détail pour chaque composant, suivant sa proportion dans la préparation prescrite. La dépense est inscrite chaque jour comme les prescriptions journalières pour usage interne ou externe, totalisée chaque trimestre, et figure en total au compte annuel.

3º *Registres des prescriptions journalières.* Usage interne; usage externe.

1º *Usage interne.* Les prescriptions médicamenteuses sont portées pour chaque division et chaque jour sur les relevés particuliers, avec lesquels le pharmacien fait le relevé général vérifié par le médecin-chef.

Sur le relevé général, les prescriptions sont portées

par préparation, exécutées de même et inscrites sur
le registre : elles sont décomposées en médicaments
composant chaque trimestre, totalisées, et reportées
au relevé trimestriel des consommations.

2° *Usage externe.* Les médicaments pour usage
externe sont délivrés sur bon du médecin traitant ; ceux pour pansement sur bon du médecin-
chef.

Comme précédemment, les préparations sont inscrites sur le registre, décomposées, totalisées trimestriellement, et reportées au relevé trimestriel.

Relevé trimestriel des consommations. Il est destiné
à faire ressortir les médicaments réellement consommés pour le service des malades au cours du trimestre, et le prix moyen de la journée de pharmacie.

Le pharmacien remet une note au comptable lui
faisant connaître ce prix de journée.

4° *Registre des pertes et déchets.* Par suite d'accidents, ou de pertes journalières (évaporation, etc.), il
existe constamment des déficits ; les premiers sont
constatés dans les vingt-quatre heures par un procès-
verbal sur le vu duquel le ministre décide ; les autres
sont constatés à l'inventaire trimestriel.

Pour ceux-ci, un procès-verbal signé du médecin-
chef est établi et remis au sous-intendant.

Les déficits sont totalisés au compte annuel.

Compte annuel des entrées et sorties. Le compte
annuel, grand livre, est donc la balance de la recette
et de la dépense ; le registre est visé annuellement par
l'intendant.

En fin d'année ou de gestion, il est fait une expédition du compte annuel.

Registre des médicaments. | Report trimestriel
Registre des denrées...... } sur le relevé. } Entrées \
Certificat des excédants....,...... ....\   Compte an-
Registre des livraisons au comptable..........\   nuel.
Registre des compositions officinales) Prix \
Registre des prescriptions,) Int^res } de } Sorties
    usages.................) Ext^res } journée |
Procès-verbaux des pertes et dechets.........

5° *Registre des analyses chimiques.* Il est tenu un registre des analyses, et, en regard de chaque opération, est portée la quantité des réactifs consommés. En fin d'année ou de gestion il est fait un compte annuel spécial sans pièces justificatives. Ce compte est envoyé à l'intendant avec l'expédition du compte annuel des entrées et des sorties, le deuxième mois de l'année, et celui-ci l'envoie au ministre avant la fin du troisième mois.

5° *Service de la comptabilité.*

L'officier d'administration comptable, sous l'autorité du médecin-chef, est chargé de la gestion en deniers et en matières de l'hôpital. Il répartit, avec l'approbation du médecin-chef, le service entre ses subordonnés et fixe le travail des infirmiers dont il assure la discipline.

Il a le commandement et l'administration du détachement.

En dehors des états spécifiés plus haut qui le concernent, il avise sans délai par un bulletin :

1° Pour les militaires de corps étrangers à la garnison, le conseil d'administration ;

2° Pour les marins en route, le commissaire de destination ;

3° Pour les engagés et jeunes soldats en route, le commandant du recrutement ;

4° Pour les officiers en non-activité ou jouissant de solde de réforme et pour les militaires titulaires d'une gratification de réforme, le sous-intendant militaire de leur subdivision de région ;

5° Pour les militaires pensionnés, le ministre des finances.

La comptabilité d'un hôpital comprend quatre services :

1° Mouvement. { Contrôle et effectifs.
Dépôts et successions.

2° Deniers. { Avances, ordonnancement.
Achats et consommation.

3° Matériel. { Mobilier, bibliothèque.
Expéditions, transformations.

4° Service général. { Travaux, archives.
Remboursements.

1° MOUVEMENT. — Ce service comprend : le mouvement des malades, des infirmiers, des sœurs, des officiers de santé et d'administration ; de plus, à ce service du bureau des entrées, on doit rattacher le mouvement des effets et dépôts, que l'administration reçoit à l'entrée du malade et rend à sa sortie, ou bien dont elle rend compte à la mort de l'entrant soit à l'État, soit aux héritiers.

Registres. — Les registres sont :.

1° *Contrôle et effectifs.*

a. Registre des entrants. Le malade arrive avec un billet d'entrée. Après avoir été conduit à la chambre du médecin de garde, où le billet est visé et timbré de l'un de ces mots : fiévreux, blessé, vénérien, il est conduit au bureau des entrées. Là on prend son billet et on le conduit au vestiaire, ou, après les lavages prescrits, on lui remet du linge et des effets de l'hôpital. L'officier chargé des entrées inscrit son nom sur le registre des entrants et établit un billet de salle sur lequel sont portés les dépôts d'effets ou de valeurs.

b. Registre d'effectifs. C'est la constatation du mouvement des malades et des journées de traitement. Chaque mois, un relevé en est fait et envoyé au directeur par le médecin-chef.

c. Registre d'effectif des officiers de garde, infirmiers et sœurs nourris. Mouvements ; mutations. Chaque jour la dépense connaît par lui le nombre des rations à percevoir en dehors des malades. A la fin du trimestre, le relevé de ce registre, ajouté au relevé du registre d'effectif des malades, constitue la base pour établir la journée de traitement.

d. Contrôles nominatifs trimestriels. Chaque trimestre, il est établi par l'hôpital des contrôles nominatifs tenus distinctement :

Par corps ;

Par corps d'armée et par classe pour les militaires sans troupe ;

8.

Par ministère et administration ;

Par puissance.

Au premier jour de chaque trimestre, le comptable établit une expédition des contrôles, comprenant les restants, et l'adresse au sous-intendant militaire. Chaque jour, si l'intendant est dans la même ville, sinon chaque cinq jours, un bulletin lui indique les entrées et les sorties pour la tenue de son contrôle.

e. Contrôle nominatif du personnel du corps de santé et des officiers d'administration. Un double en est envoyé au 1er janvier au sous-intendant ; à chaque mutation, un bulletin.

Compte en journées. Chaque trimestre, au moyen des registres B, C, D, le comptable établit le compte en journées qu'il envoie avec les pièces justificatives (billets) au sous-intendant. Celui-ci vérifie, renvoie les pièces justificatives à l'hôpital et remet le compte à l'intendant.

Ce compte comprend les journées des malades par corps ou service et par classes, et des officiers de garde, infirmiers et sœurs.

Tous les ans il est fait un compte annuel en journées.

1° Registre des entrants. — Pièces justificatives.		Compte
2° Registre d'effectif....... .... ⎫ Prix		trimestriel
3° Registre des officiers et infirmiers ⎪ de journée ⎧		en journées.
4° Contrôles nominatifs............ ⎭		
5° Contrôles du personnel, officiers. ⎰ Contrôle administratif.		

2° *Dépôts et successions.*

Chaque malade, en entrant, dépose des effets ou des

valeurs qui sont inscrits sur le dos du billet de salle ; tous ces dépôts lui sont rendus à sa sortie.

L'argent, les bijoux, les valeurs, sont remis au comptable contre un reçu particulier ; les effets et objets sont déposés au vestiaire.

Leur inscription en est faite sur :

> *a*. Registre des effets déposés;
> *b*. Registre des dépôts.

De plus, à la sortie des malades par décès, il reste des effets ou des valeurs, dont l'inventaire est fait et dont le comptable doit compte soit à l'Etat, soit aux héritiers. Un malade peut s'être évadé et avoir emporté des effets à l'Etat qui, dans ce cas, devient créancier du malade avec recours sur les dépôts.

Tous les six mois pour les décédés, tous les ans pour les évadés, les objets et effets inutilisables ou non réclamés, ou désignés par les héritiers, sont vendus soit au profit du Trésor, soit pour les héritiers.

Chaque année, il est établi un compte annuel de destination des effets des décédés et évadés avec pièces justificatives à l'appui.

> *c*. Registre des effets des décédés ou évadés.
> *d*. Carnet inventaire des décédés.

2° DENIERS. — La comptabilité deniers se résume dans :

$$\left. \begin{array}{l} \text{Avances} \\ \text{Ordonnancements} \end{array} \right\} = \left\{ \begin{array}{l} \text{Dépenses en argent.} \\ \text{Consommations.} \end{array} \right.$$

Le total de la dépense divisé par le nombre des

malades et infirmiers ou sœurs ou officiers de garde
constitue le prix des journées alimentaires.

En ajoutant le prix de journée de la pharmacie on
a le prix de journée total.

Recettes. — 1° *Compte des avances.* Chaque mandat
est inscrit sur ce registre.

2° *Ordonnancement.* Tous les trois mois, le borde-
reau des dépenses par ordonnancement est envoyé
au comptable par l'intendant et ajouté au compte
trimestriel en deniers.

3° *Registre-journal des recettes et dépenses.* Ce livre
représente, du 1ᵉʳ janvier au 31 décembre, l'histoire
de toutes les opérations de caisse faites par le comptable.

Chaque recette et chaque dépense est inscrite dans
une série spéciale, chacune, avec un numéro d'ordre, et
dans le même ordre sont classées les pièces justificatives; *a.* Mandats; *b.* Factures.

Ce registre est arrêté par le sous-intendant tous
les trois mois.

Dépenses. — 1° *Dépenses en argent.*

Les dépenses pour toute fourniture ne résultant
pas de marchés, conventions ou réquisitions, sont
acquittées par le comptable.

Les achats sur place dans les cas prévus sont de
deux ordres :

1° Achats sur facture au-dessous de 1,500 fr.;
2° Achats au marché.

Ces derniers sont inscrits sur le carnet des achats sur place. Sont aussi payés par le comptable :

1° Les primes et gratifications aux infirmiers ;

2° Les sommes acquises aux sœurs ;

3° Le traitement des employés civils ;

4° Le salaire des ouvriers civils.

2° *Consommations.*

Les consommations sont de deux sortes :

a. Viande. Denrées alimentaires.

b. Objets divers.

Pour ces dépenses, il est tenu un registre, le livret mensuel.

a. Livret mensuel des entrées et sorties des denrées et objets de consommation. Chaque jour, ce registre relate l'entrée par achat ou par fourniture des denrées et objets de consommation non compris dans la nomenclature du matériel, et leur sortie par bons ou relevés. A ce registre-journal des recettes et dépenses en consommations sont annexés les factures, les relevés et les bons.

b. Registre des réceptions des denrées. Toutes les denrées alimentaires et les liquides reçus chaque jour à la dépense y sont inscrits, et chaque mois reportés au livret mensuel.

c. Carnet des pesées de viande. Il certifie la pesée de viandes faite d'après un état constatant :

1° Le nombre des malades au régime gras, d'après le relevé général ;

2° Le nombre des officiers de garde, des infirmiers et des sœurs.

d. Carnet à souche des récépissés provisoires. Ce registre permet de recevoir chaque jour sur bons et de totaliser sur une facture générale :

1º Avances de fonds............ ⎫
2º Bordereaux d'ordonnancement. ⎬ Recettes.. · Compte
        (Recettes....... ⎭ trimestriel
3º Livre-journal. ⎨   (Fournitures ⎫ en
            (Achats [1].... ⎬ Dépenses. deniers.
      (Dépenses. ⎨ Primes ....
          (Salaires. .. ⎭
4º Achats sur place.................. ⎭
5º Registre des réceptions des ⎫ Compte
    denrées. .... ⎬ Livret trimestriel
6º Carnet des récépissés.. .... ⎭ mensuel. en consom-
                      mation.

(Compte annuel.)

e. Registre de dégustation des aliments préparés. Ce registre est signé chaque jour par le médecin-chef ou son délégué et le pharmacien.

3º MATIÈRES. — La comptabilité du matériel ne porte que sur le matériel inscrit dans la nomenclature; l'entrée a lieu par fournitures, marchés, cessions, emprunts, récoltes, réquisitions.

La sortie a lieu par : 1º réforme; 2º cession; 3º transformation.

Registre-journal. Entrée et sortie du matériel provenant de fournitures quelconques.

1º *Réforme.* Les états de réforme sont établis au moment de l'inspection et la mise hors de service est

---

[1] Le comptable sous sa responsabilité doit, avant de payer toute facture, la soumettre : à Paris, au visa du bureau des oppositions au Trésor ; dans les départements, au visa du trésorier-payeur général.

prononcée par le médecin inspecteur; les objets réformés sont livrés au domaine, à moins que le comptable ne soit autorisé à les employer à des réparations.

2° *Cession*. Elle est justifiée :

a. Pour les médicaments, par les bons du pharmacien.

b. Pour le linge à pansement remis aux médecins traitants, par le registre auxiliaire du mouvement du linge à pansement.

c. Pour le matériel remis à d'autres établissements, par le registre d'enregistrement des expéditions.

3° *Transformation*. Elle est constatée par le livret des réparations, transformations et confections effectuées.

Il est tenu encore dans le service du matériel deux registres :

Livret auxiliaire des matériaux d'emballage;

Livret auxiliaire du mouvement entre l'hôpital et ses annexes (mouvement annuel et certificat d'existence au 1er janvier).

Bibliothèque. La gestion de la bibliothèque, qui s'ajoute au matériel pour le compte annuel, est justifiée par :

1° Livre journal de la bibliothèque;

2° Catalogue méthodique des ouvrages;

3° Carnet des ouvrages en lecture.

Compte annuel. Chaque année, il est établi en deux

expéditions, avec pièces justificatives, un compte annuel comprenant : matériel, bibliothèque.

$$
\left.
\begin{array}{l}
\text{Matériel....} \\
\text{Registre-journal}
\end{array}
\left\{
\begin{array}{l}
\text{Entrées.................} \\
\text{Sorties.}
\left\{
\begin{array}{l}
\text{Réforme........} \\
\text{Pharmacies.....} \\
\text{Linge à pansem}^{ts} \\
\text{Expéditions.....}
\end{array}
\right\}
\begin{array}{l}
\text{Entrées...} \\
\\
\text{......}
\end{array}
\end{array}
\right.
\right\}
\left\{
\begin{array}{l}
\\
\end{array}
\right.
$$

Bibliothèque.... { Entrées.................
Registre-journal (Sorties......................

4° SERVICE GÉNÉRAL.

Le service général peut se diviser en :

1° Service général proprement dit ;

2° Service d'entretien ;

3° Service de remboursement.

1° *Service général.* A ce service, se rattachent :

a. Le registre des autorisations du médecin-chef;

b. Registre des procès-verbaux de la commission de réception;

c. Registre des expéditions et réceptions ;

d. Registre du vaguemestre ;

e. Registre des officiers de visite ;

f. Registre des militaires non catholiques ;

h. Registre des décès.

Dès qu'un malade est mort, le comptable doit prévenir la famille par une dépêche au maire, et, dans les vingt-quatre heures, faire la déclaration à l'officier de l'état civil du lieu.

m. Catalogue des archives.

2° *Service d'entretien.* Ces registres, qui pourraient être rattachés au matériel, sont :

a. Livret du linge au blanchissage. Le linge sale est remis au blanchissage chaque huit jours et désinfecté sur la demande du médecin-chef. Chaque mois il est fait un extrait du registre qui sert à justifier la dépense au livre-journal.

b. Livret des réparations aux meubles et ustensiles. — Elles sont faites à l'intérieur ou à prix fait ; un extrait du livret justifie de la dépense au livre-journal.

c. Livret des réparations du linge et effets. Rebattage des matelas, foulonnage des couvertures. La dépense est portée au livre-journal.

d. Carnet des travaux faits dans les bâtiments par le comptable.

3° *Remboursement.* A la fin de chaque trimestre, pour les malades de même administration et service.

A la fin de chaque trimestre et aussitôt après la sortie ou le décès, pour chaque militaire retraité ou réformé avec solde ou gratification temporaires, et pour tout individu soumis au remboursement par voie de versement au Trésor ; le comptable établit des feuilles nominales décomptées.

Ces feuilles sont transmises par le sous-intendant au ministre de la guerre pour les militaires en activité et les employés des administrations.

En Algérie, au préfet de chaque province, pour les administrations.

Au ministre des finances, pour les retraités.

Au sous-intendant ordonnateur, pour ceux qui jouissent d'une solde de réforme ou d'une gratification.

Pour les autres (colons, etc.), le recouvrement en est fait par le sous-intendant.

Chaque année, la direction du service de santé fixe le taux de la journée d'hôpital.

Pour 1884 ce taux est :

Officier supérieur ou traité comme tel.	4 fr.
Officier ou traité comme tel.	3 45
Sous-officier	2 25
Soldat . . . . , . .	2 05

Le prix des bains est fixé (linge compris) :

Bain simple	0 20
Bains { Sulfureux. / Savonneux. / Alcalins. }	0 25
Bains { Mercuriel. / De son. }	0 30
Bains salins	0 60
Bains gélatineux.	1 10
Bains aromatiques.	1 30

HOPITAUX D'EAUX MINÉRALES

Le fonctionnement général des hôpitaux militaires d'eaux minérales est le même que celui des hôpitaux ; les malades sont reçus tous les ans aux époques suivantes :

ETABLISSEMENTS.	DURÉE					CIRCONSCRIPTIONS qui envoient aux eaux.	CLOTURE thermale.
	1re saison	2e saison.	3e saison.	4e saison.	5e saison.		
Amélie-les-Bains....	15 avril au 31 mai	1er juin 14 juillet	15 juillet 31 août	1er sept. 15 octob.	....	Toutes	15 octobre
Barèges..........	1er juin 9 juillet	10 juillet 19 août	20 août 30 sept.	....	....	idem.	30 sept.
Bourbonne........	15 mai 14 juillet	15 juillet 15 sept.	....	....	....	....	15 sept.
Bourbon-l'Archamb.	15 mai 24 juin	25 juin 4 août	5 août 15 sept.	....	....	....	15 sept.
Plombières........	15 mai 14 juin	15 juin 14 juillet	15 juillet 14 août	15 août 15 sept.	....	....	15 sept.
Vichy...........	1er mai 31 mai	1er juin 30 juin	1er juillet 31 juillet	1er août 31 août	1er sept. 30 sept.	....	30 sept.
Hammam-Rira......	15 avril 24 mai	25 mai 30 jun	15 sept. 31 octob.	....	....	Alger	31 octobre
Hammam-Melouane..	idem.	idem.	idem.	....	....	Alger	1er octobre
Bains-de-la-Reine...	idem.	idem.	idem.	....	....	Oran	1er octobre
Hammam-Meskoutine	1er avril 10 mai	11 mai 10 juin	idem.	....	....	Constantine	idem.

A l'hôpital d'Amélie-les-Bains il y a en outre deux saisons d'hiver, du 15 novembre au 14 janvier, du 15 janvier au 15 mars.

Les propositions ont lieu le 1er mars pour les deux premières saisons de tous les établissements et la première saison de Bourbonne ; le 1er mai pour les dernières saisons de tous les établissements et la deuxième de Bourbonne ; le 1er octobre pour la première saison d'hiver d'Amélie-les-Bains, le 1er décembre pour la deuxième saison.

Aux saisons d'hiver doivent être, à l'exclusion des saisons d'été, envoyés les malades atteints de bronchite chronique ou de tuberculose pulmonaire au premier degré (10 février 1883).

Il est établi, par les médecins de corps ou les médecins traitants, un certificat individuel composé de trois parties :

La première partie comprend la visite, la contre-visite et la visite du départ.

La visite faite par le médecin qui propose, spécifie la nature de la maladie, les soins donnés, et désigne l'hôpital d'eaux minérales et la saison.

Les médecins chargés de la visite sont personnellement responsables des abus qui pourraient se produire.

Par les soins du commandant d'armes, les malades sont présentés à la contre-visite faite soit par le directeur du service de santé, soit par les médecins qu'il désigne : ce médecin confirme la visite et désigne l'hôpital.

Les certificats sont alors envoyés au général de la subdivision qui établit un état récapitulatif et l'envoie au directeur avec les certificats individuels.

Les certificats concernant les militaires de tout grade de la gendarmerie sont directement envoyés au directeur par le chef de la légion.

Le directeur établit un état numérique et l'envoie au ministre ; pour les saisons d'hiver d'Amélie, l'état est remis au directeur du 16e corps d'armée chargé de cette répartition.

Le ministre fait la répartition des places, la communique à chaque directeur, qui renvoie les certificats aux généraux de subdivision, avec l'indication de la saison accordée. Les malades doivent être mis en route de manière à arriver à l'hôpital le jour de l'ouverture de la saison; avant leur départ, une visite est faite et portée sur le certificat par le médecin du corps ou le médecin traitant.

Cette visite est indispensable, car (28 février 1378) la délivrance des feuilles de route aux militaires des différentes catégories de l'armée active est subordonnée à cette formalité.

Pour les eaux minérales d'Algérie, la répartition est faite par le général du corps d'armée après qu'il a reçu:

Du directeur du 19ᵉ corps, les demandes pour l'armée active;

Des généraux de subdivisions, les demandes des anciens militaires;

Du gouverneur général civil, les demandes des employés et des colons.

Les officiers inférieurs peuvent ne pas être hospitalisés, faute de place, et, dans ce cas, ils peuvent être autorisés (sans droit aucun), par le médecin-chef, à prendre des bains ou douches à titre gratuit, à la condition que le service le permette (28 février 1873).

Les officiers supérieurs sont proposés d'après un certificat individuel, et leur demande est transmise au général du corps d'armée, qui leur accorde un congé avec solde entière, s'il y a lieu (16 avril 1883).

Il n'en résulte pas pour ces officiers de droit aux douches gratuites (28 février 1873).

Les anciens militaires (12 juillet 1873) peuvent être proposés, et leurs demandes doivent parvenir avant le 15 février pour les deux premières saisons, et le 15 avril pour les dernières, au général de la subdivision.

Les pièces à fournir sont : 1° un certificat du médecin de la localité visé par le maire, et, à Paris, par le commissaire de police ; 2° une copie certifiée par le maire du congé et de l'état des services ou autres pièces constatant la qualité d'ancien militaire et l'origine des blessures ou infirmités.

Le général prescrit la visite et la contre-visite par les commissions spéciales.

Les certificats individuels établis sont envoyés au corps d'armée et au ministre.

Pour les deux saisons d'hiver d'Amélie-les-Bains, les demandes doivent être faites avant le 15 octobre.

Les malades reçoivent du sous-intendant un bon de chemin de fer et un mandat de convoi, s'il y a un trajet à faire en voiture,

Il est accordé les deuxièmes classes aux officiers, et les troisièmes classes pour les sous-officiers et les soldats.

HOSPITALISATION — A leur arrivée les malades porteurs de leur certificat, sont visités par le médecin-chef, qui juge si les eaux peuvent être favorables. En cas de négative, il provoque l'évacuation du malade sur l'hôpital le plus voisin ou bien sur le corps, si l'état de santé le permet.

Cet incident est signalé au ministre, qui juge de la responsabilité du médecin ou du malade. Le certificat lui est renvoyé dans les quarante-huit heures.

Les militaires admis à l'hôpital s'y trouvent placés dans la situation des malades des hôpitaux ordinaires ; toutefois leur alimentation est spéciale (Tarif du 7 avril 1877).

Le médecin traitant alors remplit la deuxième partie, qui contient l'état à l'arrivée, le traitement et le résultat acquis jusqu'au moment de sa sortie.

Si un malade contracte une nouvelle maladie à l'hôpital, il est traité, autant que possible, dans une salle particulière. Si l'usage des eaux est impossible, il peut être évacué sur un autre hôpital, afin de permettre l'usage des eaux à un autre malade.

Si le médecin-chef juge indispensable de prolonger le traitememt d'un malade admis pour une saison, il en fait en temps utile la proposition au ministre par l'intermédiaire du directeur du corps d'armée.

A la fin de la saison, chaque directeur, sur le territoire duquel se trouve un établissement, centralise les certificats individuels et les garde jusqu'au 15 février suivant. Le directeur du 16e corps garde de plus ceux des deux saisons d'Amélie-les-Bains jusqu'au 15 septembre.

Ceux des employés des administrations (guerre, marine, finances, Algérie), sont renvoyés au ministre.

En Algérie, les certificats concernant les anciens militaires et les employés et colons sont retenus au corps d'armée.

Le 1er mars et le 1er octobre a lieu la contre-visite par les médecins-majors des corps de troupe ou les médecins chefs des hôpitaux, afin de constater les résultats consécutifs.

Les certificats complétés sont ensuite renvoyés à l'hôpital, par les soins des directeurs des corps auxquels appartiennent les militaires.

REGISTRES. — Il est tenu dans chaque hôpital deux registres : dans l'un sont inscrits tous les malades reçus, et en regard de leur nom se trouvent l'histoire de leur maladie, de leur traitement, et les résultats immédiats et consécutifs.

Le second registre contient les observations générales et les résumés d'ensemble.

Au 1er décembre de chaque année, pour l'année précédente, deux expéditions du premier registre et une du deuxième registre, complétées par l'inscription des résultats consécutifs, sont adressées au ministre accompagnées d'un état récapitulatif.

Une des expéditions du premier registre destinée à l'Académie de médecine ne doit contenir que les initiales des noms des malades.

HÔPITAUX DE BAINS DE MER

Les malades hospitalisés pour prendre les bains de mers sont réunis à :

Marseille. .   }
Nice . . . .   } Pour la station de la Méditerranée.

La Rochelle, pour la station de l'Océan.

Dunkerque.   }
Calais. . .   } Pour la station de la Manche.

Les malades sont traités dans ces hôpitaux ordinaires comme dans les hôpitaux d'eaux minérales et les médecins-chefs, pour la nourriture et la tenue des registres, devront se conformer aux règles qui régissent les hôpitaux d'eaux minérales. (Règlement du service de santé.)

HOSPICES CIVILS

La loi du 7 juillet 1877 dit :

« Art. 1er. — Chacun des corps d'armée de l'inté-
« rieur aura, autant que possible, au chef-lieu, un
« établissement hospitalier militaire destiné à l'ins-
« truction spéciale du personnel, à la préparation et
« à l'entretien du matériel nécessaire au corps d'ar-
« mée pour le service hospitalier, en cas de mobili-
« sation.

« Art. 2. — A l'exception des hôpitaux régionaux,
« des hôpitaux permanents des gouvernements de
« Paris et de Lyon et des hôpitaux thermaux, tous
« les autres hôpitaux militaires pourront être sup-
« primés, quand, dans les villes où ils existent, les
« hospices civils appropriés à cet effet seront en état
« d'assurer en tout temps le service médical militaire.

« Art. 3. — Dans les localités où il n'existera pas
« d'hôpital militaire et dans celles où ils seront
« insuffisants, les hospices civils sont tenus de rece-
« voir et de traiter les malades de l'armée qui leur
« seront envoyés par l'autorité militaire.

« Art. 4. — *Catégories* : 1° hôpitaux mixtes ou mi-

9.

« litarisés, ceux où il y a des salles réservées aux mi-
« litaires; 2° hôpitaux civils, où les malades sont
« traités dans les salles ordinaires.

« Lorsque l'effectif d'une garnison sera de mille
« hommes au moins, le traitement des malades sera
« toujours confié aux médecins militaires; au-dessous
« de ce chiffre, les malades militaires seront soignés
« par les médecins militaires, toutes les fois que le
« personnel médical de la garnison le permettra.

« Art, 7. — Une convention établira le régime
« spécial de l'établissement, les conditions du traite-
« ment, etc.

Le service des salles militaires peut être fait ou par
un médecin militaire spécialement désigné, ou bien
par un médecin militaire de corps de troupe chargé
du service des salles militaires; dans ce dernier cas,
le service doit être réparti de telle sorte que les médecins-majors de la garnison concourent tous à son
exécution, soit simultanément, soit successivement,
en alternant autant que possible tous les six mois.

« Le service des hôpitaux ne dispense pas des
« obligations régimentaires » (28 décembre 1883.)

Le médecin-chef relève directement, pour ce service
spécial, du directeur du service de santé, et pour la
discipline générale de l'hôpital, du général ou du
commandant d'armes.

Il est chargé de la police des salles militaires,
veille à l'exécution des conventions établies, et fait
partie de la conférence pour la préparation des
conventions à établir ou les modifications à y intro-
duire.

Il exerce son autorité sur le personnel militaire s'il en existe.

Il adresse ses demandes et observations à la commission administrative.

Il est responsable de l'arsenal chirurgical qui, en son absence, est remis à la commission administrative.

Cet arsenal relève d'un hôpital militaire et le médecin-chef doit, au 31 décembre, envoyer au comptable un certificat d'existence avec les pièces du mouvement de l'année.

Le médecin-chef tient :

1º Le registre à talon des certificats de visite ;

2º Le carnet inventaire de l'arsenal chirurgical ;

3º Le registre des ordres des inspecteurs ;

4º Le registre des correspondances ;

5º Le registre de la statistique médicale.

La comptabilité à tenir par l'économe comprend :

Contrôles et effectifs.	Registre des entrées.
	Registre d'effectif des malades.
	Contrôles nominatifs trimestriels.
Dépôts. Successions.	Registre des effets.
	Registre des dépôts.
	Registre des effets des décédés et évadés.
	Carnet des inventaires des décédés.
Service général.	Registre des officiers de visite.
	Registre des militaires non catholiques.
	Registre des décès.

ÉTATS. — Les états à fournir par l'hôpital sont :

Situation journalière : général ou commandant d'armes ; directeur.

Chaque mois : Directeur.

Relevé du mouvement ;

Chaque mois : Directeur.

État des militaires traités depuis plus de trois mois.

Chaque mois :

Commandant d'armes : État nominatif des militaires en traitement proposés pour un congé de convalescence ou de réforme.

Chaque trimestre :

Sous-intendant : Contrôles nominatifs trimestriels, et chaque jour ou cinq jours ; mutations.

Chaque année :

Général ou commandant d'armes : État B de la statistique,

Chaque année :

Comptable : État du mouvement de l'arsenal chirurgical.

Pièces pour la mise en route des sortants ou l'évacuation des évacués.

Toutes ces pièces, signées par le comptable, sont visées par le médecin-chef.

Le comptable, de son côté, pour le remboursement des frais de traitement, établit les feuilles nominales décomptées et les comptes trimestriels et annuel en journées, qu'il envoie au sous-intendant chargé de la surveillance administrative.

COMMISSION SPÉCIALE DE RÉFORME, ETC.

Tous les mois autres que ceux fixés pour les inspections générales ou les revues trimestrielles, il est procédé, à l'hôpital, à un examen des militaires proposés pour des congés de convalescence, la réforme, la retraite (11 janvier 1864). Cette revue est passée par le général de brigade commandant la subdivision ou, à son défaut, par un colonel délégué à cet effet.

Afin d'éviter les lenteurs de cette manière de procéder, le ministre a décidé (18 novembre 1883) que, pour les congés de convalescence seulement, les généraux statueront, dès que les demandes leur parviendront, sur toutes les sorties de l'hôpital par congé de convalescence.

L'avis motivé du commandant d'armes et du major de la garnison sera joint aux certificats de visite et de contre-visite.

La commission spéciale a donc à statuer sur : 1° les convalescences ; 2° les eaux minérales ; 3° la mise en non-activité pour infirmités temporaires ; 4° les sorties définitives, réformes, retraites ; 5° les pensions de veuves ; 6° les admissions aux Invalides.

CONGÉS DE CONVALESCENCE. — Les hommes malades peuvent être proposés par les médecins des corps ou par les médecins traitants des hôpitaux militaires ou militarisés pour un congé de convalescence ou une prolongation de congé.

Le congé avec la prolongation (25 décembre 1837), ne peut pas dépasser six mois, non compris le temps de la maladie.

Il est établi par le médecin qui propose un certificat de visite modèle H, relatant la maladie et constatant qu'elle a pour résultat : le besoin d'un congé de convalescence d'une durée déterminée à passer dans sa famille, à... ou au dépôt de convalescents de...

Si le traitement donne lieu à des soins dispendieux, il y a lieu de demander pour un militaire de la gendarmerie la solde entière comme pour les officiers, employés militaires, sous-officiers rengagés suivant la loi du 8 juin 1883.

La nécessité des soins est constatée à la description de l'affection.

La contre-visite est faite devant la commission et signée par le médecin-chef de l'hôpital.

Pour les officiers envoyés en convalescence d'Algérie ou Tunisie, une contre-visite est faite, à leur arrivée à Marseille ou à Toulon, par une commission. Si elle ne reconnaît pas ces officiers malades, le ministre met à leur charge les frais de traversée et les prive de toute indemnité de route (1er février 1873).

Pour le passage gratuit de retour, dans toutes circonstances, la demande doit être faite avant le départ d'Algérie (29 novembre 1878).

Pour les détenus qui vont en convalescence à Porquerolles, il faut mettre. . . . . . être transféré à la prison militaire de Porquerolles.

EAUX MINÉRALES. — Les propositions sont faites pour les eaux minérales comme il est dit plus haut.

MISE EN NON-ACTIVITÉ. — Lorsqu'un officier *ayant moins de trente ans de service* se trouve hors d'état, par suite de maladie, de continuer son service, il est proposé pour la mise en non-activité pour infirmités temporaires.

Les certificats de visite et de contre-visite, signés chacun par deux médecins, constatent la nature des infirmités, et attestent qu'elles ont pour résultat de n'être pas incurables, mais qu'un congé de six mois serait insuffisant pour en obtenir la guérison et qu'elles nécessitent la mise en non-activité pour infirmités temporaires (20 janvier 1877).

Si un officier est en situation d'être mis en non-activité, un rapport est fait par le chef d'escadron ou de bataillon, ou le lieutenant-colonel, pour un officier supérieur, au colonel (18 mai 1835); ce rapport constate le temps passé à l'hôpital, en congé ou aux eaux.

Le rapport est remis par le chef de corps au général inspecteur qui fait faire la contre-visite devant lui ; ce général peut, de lui-même, proposer un officier, s'il le juge nécessaire.

La proposition est ensuite renvoyée à l'examen du comité consultatif de santé (18 mai 1835).

Chaque officier mis en non-activité est inspecté deux fois par an, au 1er avril et au 15 septembre (25 avril 1873), et si les infirmités ont cessé d'exister ou diminué, il peut être rappelé en activité, sur la foi de deux certificats de visite et de contre-visite

signés chacun par deux médecins. Les certificats
doivent constater la guérison ou une amélioration
suffisante de la maladie, qui a entraîné la non-activité,
et conclure formellement que l'officier peut être rappelé à l'activité.

L'officier peut être envoyé en observation dans un
hôpital.

Au bout de trois ans de non-activité, l'officier est
envoyé par le ministre devant un conseil d'enquête.

Si les infirmités deviennent incurables, l'officier
peut être envoyé devant un conseil d'enquête avant
les trois ans.

S'il compte plus de vingt-cinq ans de services, il ne
peut être mis à la retraite qu'après trois ans de non-
activité.

Il peut être dérogé à cette règle sur sa demande
(25 novembre 1882).

A la suite de l'avis du conseil d'enquête jugeant
que l'officier n'est pas susceptible d'être rappelé à
l'activité, celui-ci peut être mis en réforme ou en
retraite s'il a vingt-cinq ans de services.

Dans ce cas, l'officier a droit au minimum de la
pension de retraite (25 juin 1861), réversible sur la
veuve et les orphelins (10 avril 1861).

Si la réponse est négative, l'officier peut être rappelé
par le ministre, mais la décision du conseil ne constitue pas un droit. (Circul. minist. du 10 juillet 1880.)

SORTIES DÉFINITIVES. — La sortie définitive de
l'armée, en dehors de la libération, a lieu par réforme
ou retraite.

Réforme. — Officiers. Peuvent être mis en réforme, les officiers n'ayant pas trente ans de services et atteints d'infirmités incurables, qui ne se rattachent pas au service militaire et n'ouvrent pas droit à la pension de retraite (19 mai 1834).

Les pièces à établir sont :

Un certificat d'incurabilité établi par le médecin-chef de l'hôpital ;

Un certificat de visite signé par deux médecins ;

Un certificat de contre-visite signé par deux médecins d'un grade supérieur.

Ces certificats doivent constater que l'affection est incurable, et qu'il en résulte non seulement l'impossibilité de rester en activité, mais d'y rentrer ultérieurement (2 juillet 1834).

La réforme est prononcée par le ministre à la suite d'un conseil d'enquête, ou par les généraux aux inspections trimestrielles ou générales.

Les officiers qui, au moment de leur mise en réforme, ont plus de vingt ans de service, ont droit à une pension de réforme, qui ne peut pas être réversible, comme la pension de retraite, sur la veuve et les orphelins.

Ceux qui, n'ayant pas vingt ans de services ont accompli leur temps de service fixé pour l'armée active et la réserve, ont droit à une solde de réforme pendant un temps égal à la moitié de leur service.

SOUS-OFFICIERS ET SOLDATS. — Les hommes appartenant à un titre quelconque à l'armée active ou à l'armée territoriale reçoivent un congé de réforme

lorsqu'ils sont jugés hors d'état de faire un service
actif (6 novembre 1875).

Le congé peut être n° 1 ou n° 2.

RÉFORME n° 1.— Le congé n° 1 est délivré quand la
réforme est prononcée, soit pour blessures reçues en
service commandé, soit pour infirmités contractées
au service, soit pour infirmités existant avant l'incorporation et aggravées par les fatigues du service.

Les pièces à établir sont : 1° un certificat d'origine ;
2° un certificat de visite.

Le certificat d'origine prescrit par l'ordonnance du
2 juillet 1831 et le décret du 20 avril 1864 est une
attestation officielle de la cause des blessures ou infirmités, qui émane de l'autorité militaire.

A la demande de l'intéressé (souvent le médecin
du régiment prévoyant doit pousser à cette réclama-
tion), un certificat d'origine, signé de trois témoins,
certifie que, tel jour, à telle heure, le dénommé a fait
chute dans un service commandé ; le médecin ajoute le
diagnostic précis de la blessure et signe. Toutes les si-
gnatures sont légalisées par le conseil d'administration.

Pour des infirmités, la cause est difficile quelque-
fois à établir et une enquête est souvent nécessaire.

Elle est faite et signée soit par les officiers de la
compagnie, soit par le conseil d'administration.

Le certificat de visite est signé par deux médecins ;
il établit la nature des infirmités, leur rapport avec
la cause indiquée au certificat d'origine, leur incurabilité et conclut qu'elles ont pour résultat de mettre
le militaire dans l'impossibilité absolue de servir.

Les réformes sont prononcées par la commission ; le général prononce, mais la décision est soumise au général du corps d'armée.

Le congé n° 1 procure au titulaire la dispense d'un de ses frères.

Gratification renouvelable. Il peut entraîner une gratification renouvelable. Elle est accordée par la commission aux militaires reformés pour blessures ou infirmités occasionnant une diminution temporaire ou définitive de la faculté de travailler.

Un mémoire individuel, indiquant le lieu où le militaire a l'intention de se retirer et accompagné : 1° des certificats de visite et de contre-visite ; 2° du certificat d'origine ; est envoyé au comité de santé qui juge sur pièces et donne son avis.

La gratification est donnée pour deux années, et à l'expiration de ce terme, le possesseur est convoqué par le sous-intendant chargé du service des pensions devant la commission de réforme.

Un certificat de visite, signé par les médecins désignés, établit la situation sommaire de l'intéressé et ne conclut à la suppression de la gratification qu'autant qu'il a été reconnu que le titulaire a complètement recouvré la faculté de travailler.

Il est indispensable que les motifs du retrait de l'allocation soient relatés sur les certificats médicaux (8 octobre 1873).

Tout militaire déchu de la gratification peut y être rétabli, si l'infirmité qui avait motivé la concession de l'allocation vient à reparaître. Il doit faire une demande avant le délai de deux ans au général de la subdivision, qui le fait visiter.

Tout militaire réformé ou même libéré a également un délai de deux ans pour se mettre en instance de gratification : une enquête affirmative de la cause de la blessure ou infirmité est nécessaire.

Le délai de deux ans écoulé, les intéressés ne peuvent, sauf décision du ministre, être proposés que pour un secours une fois payé (24 décembre 1864). Les militaires condamnés, qui, devenus infirmes pendant leur détention, ont été réformés à la fin de leur peine, ne peuvent pas être proposés pour une gratification renouvelable.

Une pension de retraite peut être accordée au militaire reformé avec un congé n° 1, qui, par une aggravation consécutive de blessures ou infirmités, se trouverait placé dans un des cas prévus par les articles 12, 13 et 14 de la loi du 11 août 1831.

Un délai de deux ans lui est accordé à partir du jour de la cessation de l'activité, et ce délai est porté à trois ans, si les blessures ont occasionné l'amputation d'un membre ou la perte totale de la vue.

Gratifications temporaires. Aux gendarmes réformés pour cause de blessures ou infirmités provenant du service militaire, il est accordé une gratification temporaire égale aux deux tiers du minimum de la retraite de leur grade, pendant un nombre d'années égal à la moitié de la durée de leur service.

A l'expiration de leur gratification, ils peuvent être admis à recevoir des secours éventuels ou la gratification renouvelable.

Les pièces médicales, celles de la gratification renouvelables, sont soumises au comité de santé. Le ministre seul peut prononcer la réforme d'un gendarme : la commission spéciale ne fait que donner son avis.

RÉFORME n° 2. — Le congé de réforme n° 2 est délivré pour blessures reçues hors du service, soit pour infirmités contractées en dehors des armées. Il ne procure aucune dispense.

La réforme est prononcée par la commission d'après les mêmes certificats que pour la réforme n° 1, sauf le certificat d'origine.

La commission n'a pas le droit de classer un homme proposé dans le service auxiliaire (6 novembre 1875 et 28 août 1873); elle peut le maintenir provisoirement dans ses foyers (réserve ou armée territoriale) ou à son corps et le faire revenir trois mois après (6 novembre 1875).

Tout militaire amputé ou aveugle pendant son service, par suite d'infirmités n'ouvrant pas droit à la pension, est proposé pour un secours trimestriel. Le mémoire de proposition est accompagné des mêmes pièces et reçoit la même destination que celui de la gratification renouvelable (24 décembre 1864).

RETRAITE.—Loi du 11 avril 1831 :

« Art. 12. — Les blessures donnent droit à la pen-
« sion de retraite, lorsqu'elles sont graves et incura-
« bles, et qu'elles proviennent d'événements de guerre
« ou d'accidents éprouvés dans un service commandé.
« Les infirmités donnent le même droit, lorsqu'elles

« sont graves et incurables et qu'elles sont reconnues
« provenir de fatigues ou dangers du service militaire. » (Ordonnance du 2 juillet 1831 et décret du
20 août 1864.)

« Tout militaire qui aura à faire valoir des droits
« à la pension de retraite, pour cause de bles-
« sures ou infirmités, devra faire sa demande avant de
« quitter le service. Si, par une aggravation consé-
« cutive, les blessures ou infirmités, qui ont donné
« droit à une pension, occasionnent la perte d'un
« membre, le militaire retraité pourra obtenir une
« liquidation nouvelle de sa pension... Un délai de
« trois ans lui est accordé pour faire sa demande.

« Toute demande devra être appuyée par un certi-
« ficat du médecin en chef de l'hôpital militaire ou
« civil où le militaire aura été traité en dernier lieu,
« déclarant l'incurabilité.

« A l'égard des militaires qui n'auront pas été
« traités dans un de ces établissements, le certificat
« peut être établi par le médecin-chef d'un hôpital
« militaire ou civil désigné par le ministre.

« Les causes des blessures ou infirmités sont jus-
« tifiées par les rapports officiels ou autres documents
« authentiques qui auront constaté le fait, soit par
« les certificats des autorités militaires, soit enfin par
« une enquête, ou information prescrite, ou dirigée
« par les mêmes autorités. »

La circulaire du 21 février 1853 ajoute :

La loi attribue la constatation de l'origine de la
blessure à l'autorité militaire : il faut que celle-ci

n'en laisse jamais le soin aux médecins, qui ne doivent intervenir dans cette constatation, que pour établir, dans le sens médical, le rapport entre les faits originaires de l'infirmité et leurs résultats consécutifs.

Les pièces sont : 1° demande au ministre ; 2° acte de naissance ; 3° état des services ; 4° certificat d'origine ; 5° certificat d'incurabilité.

Elles sont soumises au sous-intendant qui les vise et les transmet au général de la subdivision ; celui-ci désigne alors deux médecins, qui procèdent à l'examen en présence du conseil d'administration et du sous-intendant.

Deux autres médecins, autant que possible d'un grade supérieur, procédent à la vérification en présence du général de division ou le général inspecteur ; un sous-intendant assiste à cette vérification.

Dans les certificats d'examen et de vérification, les médecins doivent textuellenent conclure :

1° Que ces blessures ou infirmités sont graves et incurables ;

2° Qu'elles paraissent résulter, médicalement parlant, des causes spécifiées au certificat d'origine ;

3° {

Pour un officier :

Qu'elles le mettent hors d'état de rester en activité et lui ôtent la possibilité d'y rentrer ultérieurement;

Sous-officier, caporal et soldat :

Qu'elles le mettent non seulement hors d'état de servir, mais encore de pourvoir à sa subsistance;

4° Qu'elles doivent être rangées dans la classe n° de l'échelle de gravité.

Le mémoire est envoyé au ministre qui prononce, après avis du comité de santé.

Les classes de l'échelle de gravité prévues par la loi à l'égard des blessures ou infirmités susceptibles d'ouvrir un droit immédiat ou relatif à une pension de retraite, soit fixe, soit proportionnelle, sont au nombre de six :

1° La perte totale et irrémédiable de la vue ;

2° L'amputation de deux membres ;

3° L'amputation d'un membre ;

4° La perte absolue de l'usage de deux membres;

5° La perte absolue de l'usage d'un membre ;

6° Les blessures ou infirmités moins graves, qui mettent l'officier hors d'état de rester au service et d'y rentrer ultérieurement; le sous-officier, caporal et soldat hors d'état de servir et de pourvoir à sa subsistance.

Pour les trois dernières classes, il peut y avoir seulement assimilation des infirmités à une de ces classes et cette assimilation peut varier avec chaque médecin.

Différentes circulaires ont successivement fixé cette assimilation ; le tableau du 9 décembre 1878 fixe pour l'armée de terre et la marine, la classification des infirmités et leur rapport avec les classes. (Voir page 267.)

PENSIONS DE VEUVES. — Dans certaines conditions déterminées par la loi du 11 avril 1831, les veuves et

les orphelins peuvent avoir droit à une pension via-
gére, et le médecin être appelé à intervenir.

Les pièces justificatives sont :

1° Quand la mort du mari ou du père a été causée
par des événements de guerre : *a*, un certificat d'origine ; *b*, un certificat médical constatant que ces événements ont directement causé la mort;

2° Quand la mort a été causée par une maladie
contagieuse ou endémique ; 1° un certificat des autorités civiles ou militaires constatant, qu'à l'époque du
décès, la maladie régnait dans le pays où le militaire
est décédé; 2° un certificat de l'autorité militaire
constatant que le militaire décédé a été soumis par son
service à l'influence de cette maladie ; 3° un certificat
dûment légalisé soit du médecin-chef de l'hôpital où
le militaire est mort, soit du médecin militaire ou
civil qui l'aura traité pendant sa maladie.

Dans le cas où il y aurait impossibilité de se procurer le certificat médical, il y sera suppléé par une
information ou enquête prescrite et dirigée par les
autorités civiles ou militaires du pays (2 juillet
1831).

La note du conseil de santé du 13 avril 1841 ajoute
que, quand le décès est imputé à une maladie contagieuse ou endémique, les médecins devront déclarer:
1° Si la maladie dont il s'agit, et dont l'existence aura
été constatée par les autorités militaires ou civiles,
avait réellement un caractère contagieux ou endémique; 2° si c'est à cette maladie que le militaire a
succombé.

Dans les mêmes conditions, les veuves des militaires morts en activité ou en non-activité à vingt-cinq ans de services accomplis ont droit à une pension. Ce droit existe malgré que la mort du mari ait empêché le conseil d'enquête de prononcer sur le rappel à l'activité ou sur l'entrée en retraite (20 juin 1869-25 juin 1861).

INVALIDES. — Pour être admis aux Invalides, il faut, ou :

1° Être aveugle ou amputé; 2° ou être pensionné pour ancienneté des services et être âgé de soixante ans révolus; 3° ou être atteint d'infirmités équivalant à la perte absolue de l'usage d'un membre au moins, ou avoir soixante-dix ans accomplis.

Ces conditions sont constatées par deux certificats : l'un de visite, l'autre de contre-visite.

ÉCOLES MILITAIRES. — Les écoles militaires au point de vue de l'exécution du service peuvent se diviser en trois catégories :

1° Écoles d'officiers : école supérieure de guerre, école du Val-de-Grâce.

Dans ces écoles, les élèves et officiers logés en ville sont traités chez eux ou envoyés à l'hôpital; les soldats rattachés à l'école sont vus à une visite du matin, et, si leur nombre le permet, une infirmerie régimentaire peut être créée : de plus, un médecin doit veiller aux accidents du jour.

Il existe donc : 1° un service de visite ; 2° un service de jour.

2° Écoles de sous-officiers : infanterie, Saint-Maixent ; artillerie, Versailles.

Dans ces écoles le service médical est un service régimentaire ; les sous-officiers malades sont traités à l'infirmerie de l'école, et si leur situation s'aggrave, ils sont envoyés à l'hôpital du lieu.

3° Écoles spéciales : école polytechnique, école d'artillerie de Fontainebleau ; école d'infanterie, Saint-Cyr ; école de cavalerie, Saumur.

Dans ces écoles sont réunis des jeunes gens liés ou non au service, que l'on prépare à une fonction militaire. L'école de Saumur a cessé d'être école préparatoire, pour devenir école d'application ; mais son installation sanitaire a été maintenue.

Dans cette catégorie, l'exécution du service s'y compose de trois parties : l'une hospitalière, l'autre régimentaire, la troisième, service de jour.

Les malades sont vus chaque matin à la visite comme dans un régiment ; les moins malades sont traités à la salle des pansements, tout en continuant tout ou partie de leur service ; les plus malades sont reçus à l'infirmerie au moyen d'un billet d'entrée.

A l'infirmerie, le service est fait par des sœurs et des infirmiers ou des employés civils ; les médicaments sont reçus tous les six mois comme dans un établissement hospitalier, et les prescriptions s'y établissent de la même manière.

Le personnel se compose d'un médecin-major de première classe ou principal : un médecin-major de deuxième classe, et un aide-major de première classe, ou un aide-major seulement.

Chaque école à son règlement particulier, mais d'une manière générale, il semble que la distribution rationnelle doive être :

Médecin-chef de service.	Hôpital, direction.
Médecin-major de 2e cl.	Visite régimentaire.
Aide-major.	Hôpital.
Médecin-major. . . . }	Service de jour.
Aide-major. . . . . . }	

Permissions. — Les commandants des écoles militaires :

École supérieure de guerre ;
École spéciale militaire ;
École polytechnique ;
École militaire d'infanterie ;
Prytanée militaire ;
École d'application de l'artillérie et du génie ;
École d'application de cavalerie ;
École de médecine et de pharmacie militaire ;
École d'administration,

pourront accorder directement les congés et permissions.

Pour les autres écoles, les permissions et congés sont accordés par le général du corps d'armée (12 décembre 1883).

BUREAUX ARABES ET COLONISATION

Des médecins peuvent être chargés du service des bureaux arabes et colonies agricoles (27 août 1848, 19 mai 1858).

Ces services sont en principe donnés aux médecins des corps de troupes montés : ce n'est qu'à leur défaut que les médecins des hôpitaux pourront en être chargés.

Le médecin désigné reste sous la direction du médecin-chef, sauf pour le service intérieur du service spécial, au sujet duquel il relève du commandant d'armes.

Le médecin-chef doit, autant que possible, établir une alternance entre les médecins des hôpitaux pour le bureau arabe.

Ce service est réglementé par l'instruction du gouverneur général du 24 mars 1867.

Le médecin fait chaque jour, dans le local affecté à cet effet, la visite des employés du bureau et des indigènes qui demandent ses soins.

Il visite souvent les indigènes admis à l'hôpital militaire, une fois par semaine et plus, si c'est nécessaire.

Il passe la visite des détenus ; il désigne d'office pour entrer à l'hôpital ceux qui ne peuvent pas être soignés dans la prison.

Le médecin assiste les officiers du bureau quand ils agissent en qualité d'officiers de police judiciaire ;

10

quand le service le permet, il fait des tournées dans les tribus.

Il rend compte journellement, au chef du bureau arabe, des événements des vingt-quatre heures, et, pour les événements importants, le chef du bureau en réfère au commandant supérieur qui prononce.

Les médicaments sont ceux des infirmeries régimentaires et vétérinaires délivrés sur demandes trimestrielles (9 décembre 1872).

RÉQUISITIONS. — Toute réquisition adressée par le chef de bureau arabe aux médecins des hôpitaux doit passer par le médecin-chef, qui juge de l'autorisation à donner.

COLONISATION. — Le service des hôpitaux militaires, dans ses rapports avec la colonisation peut donner lieu à plusieurs considérations :

1° Les filles publiques ne sont pas traitées dans les hôpitaux militaires de l'Algérie (28 mars 1876) ;

2° Le service d'admission des civils et indigents est réglé par le décret du gouverneur général du 31 mai 1875 :

a. Pour les civils admis à titre onéreux, le maire autorise l'entrée à l'hôpital sur caution reconnue solvable.

b. Pour les indigents domiciliés, tout malade devra, au préalable, être visité par un médecin, avec l'attestation duquel le maire lui délivrera un certificat d'indigence; ce certificat entraînera pour la commune le remboursement des frais de traitement.

En cas d'urgence, l'administration de l'hôpital admettra toujours immédiatement le malade, sans aucune justification préalable.

Elle fera régulariser ensuite la situation du malade par qui de droit.

d. Pour les malades immigrants et sans domicile de secours, les billets d'admission sont délivrés aux malades par les sous-préfets, les administrateurs ou les maires, suivant les cas.

Il sera ouvert dans chaque établissement hospitalier, un bureau de consultation gratuite pour les immigrants et les malades non domiciliés. Les médicaments jugés nécessaires seront distribués à ces malades par les soins des administrateurs des établissements, à charge de remboursement par le budget de l'assistance.

Les remboursements sont effectués par les préfets sur la production d'états nominatifs produits par le service de l'intendance avec billets d'admissions à l'appui.

Décédés. — Les décédés civils sont rendus à leur famille intacts sur leur demande. (Intendance, 22 mars 1862.)

Quant aux indigènes, ils sont rendus à leur famille, sauf dans le cas de médecine légale ou quand le cas présente un intérêt scientifique particulier : le médecin-chef reste juge (28 décembre 1864).

Pour les autopsies médico-légales à faire dans l'hôpital, les cadavres, dans un état de putréfaction qui peut porter atteinte à l'hygiène de l'hôpital, seront vus par un médecin de l'établissement qui décidera.

L'examen médico-légal de ceux qui ne seront pas reçus sera fait dans un lieu choisi, de telle sorte, que les émanations n'incommodent pas la santé publique (1er novembre 1864, gouverneur général).

CHAPITRE VIII

SERVICE DE SANTÉ EN CAMPAGNE

Le service de santé en campagne a pour objet :

1° La prévision, la préparation et l'exécution des mesures d'hygiène destinées à assurer la santé des troupes ;

2° Les premiers soins à donner aux malades et blessés :

3° Leur évacuation ;

4° Leur hospitalisation sur le théâtre des opérations ou dans l'intérieur du territoire.

Il se divise en :

1° Service de l'avant ou service des corps d'armée ;

2° Service de l'arrière ;

3° Service d'hospitalisation à l'intérieur ou service du territoire.

1° *Service de l'avant.*

Il comprend trois échelons :

a. *Le service régimentaire;*

b. *Les ambulances* destinées à recevoir les blessés venant des postes de secours ;

c. *Les hôpitaux de campagne* destinés à relever les ambulances et à recevoir les blessés, qu'ils évacuent ou traitent sur place.

2° *Service de l'arrière.*

Il comprend :

a. *L'hospitalisation* sur place : hôpitaux immobilisés (dépôts de convalescents) ;

b. *L'évacuation* : hôpitaux d'évacuation ; trains d'évacuation ; infirmeries de gares, de gîtes, d'étapes.

3° *Service du territoire.*

Il comprend :

a. *L'hospitalisation* à la station de rspartition, s'il y a lieu ;

b. *La répartition* dans les zones d'hospitalisation.

DIRECTION

En campagne le service de santé est dirigé sous l'autorité du commandement :

1° *Au grand quartier général* des armées opérant sur un même théâtre, par le médecin inspecteur général. — Inspecteur général du service de santé des armées ;

2° *Dans une armée*, par un médecin inspecteur directeur du service de santé ;

3° *A la direction, des étapes* d'une armée par un médecin principal chef du service de santé ;

4° *Dans un corps d'armée*, par un médecin principal directeur du service de santé ;

5° *Dans une division, une brigade isolée* et dans chaque *place de guerre*, par un médecin principal ou major, médecin-chef.

Attributions communes des directeurs.

Les directeurs du service de santé sont responsables envers le commandement de tout ce qui concerne l'exécution du service sanitaire.

Chaque directeur relève :

1° Du *général* auprès duquel il se trouve ;

2° Du *médecin directeur* placé immédiatement au-dessus de lui et dont il reçoit les instructions.

Le directeur marche avec le quartier général dont il fait partie.

Il soumet au général ses propositions et en reçoit des ordres pour tout ce qui regarde l'exécution du service de santé.

Il a, par délégation, le droit de réquisition.

Il tient : 1° les carnets de correspondances ; 2° le journal des marches et opérations relatant les événements importants, les mesures prises et les circonstances qui les ont motivées ; 3° *le contrôle du personnel et du matériel* ; 4° *les livrets matricules des officiers* et assimilés placés sous sa direction.

Il reçoit de ses subordonnés : journellement, l'*état du mouvement* des malades et blessés.

Aux dates fixées, l'*état nominatif* pour les officiers, et *numérique* pour les troupes, *du personnel concourant à l'exécution du service* avec indication des mutations et besoins.

Après chaque combat, il établit un rapport spécial.

Il fournit les mêmes pièces au général et au médecin directeur, dont il relève.

L'autorité du directeur sur le personnel des corps et ambulances s'exerce comme en temps de paix.

Le médecin-chef d'ambulance relève du médecin-chef de la division, dont l'action s'exerce également sur les corps de troupes.

Dans le corps d'armée, les médecins-chefs de l'ambulance du quartier général et des hôpitaux de campagne relèvent du directeur du corps d'armée.

Les médecins-chefs des hôpitaux immobilisés et des hôpitaux d'évacuation relèvent du médecin-chef du service de santé des étapes.

Un pharmacien principal ou major, est chargé, d'après les ordres du directeur, de surveiller les approvisionnements pharmaceutiques et d'exécuter les analyses.

Les médecins directeurs reçoivent, annotent et transmettent les mémoires de proposition et les rapports particuliers des médecins des corps, et du personnel sanitaire, des ambulances et hôpitaux.

Attributions spéciales.

1° *Inspecteur général du service de santé des armées.*
— Il dirige l'ensemble du service sanitaire sur tout le théâtre de la guerre ; il soumet au généralissime les questions d'hygiène et de prophylaxie assez générales pour nécessiter une intervention de sa part.

Surtout il a pour mission : 1^b de prévoir les moyens d'*évacuation* (transports divers) ; 2° de répartir entre les armées les moyens d'*hospitalisation* complémentaires, établissements hospitaliers du territoire occupé, sociétés de secours. A cet effet, il se met en relations, d'un côté, avec le major général des armées, de l'autre avec le directeur général des chemins de fer et des étapes.

2° *Médecin directeur du service de santé d'armée.* — Dans une armée opérant isolément, le médecin inspecteur remplit la mission de l'inspecteur général ; dans des armées opérant sous les ordres d'un généralissime, il doit s'assurer que le service de santé est toujours prêt à concourir aux opérations projetées ou ordonnées.

Dans ce but, le service de première ligne doit être toujours aussi dégagé que possible, et le service de l'arrière assez actif et outillé pour permettre constamment des évacuations nouvelles et rapides.

Des moyens d'évacuation nécessaires (transports divers) sont affectés à chaque armée ; le médecin inspecteur doit provoquer leur répartition de la manière la plus utile, ou demander des moyens supplémentaires à requérir par chaque corps d'armée.

Il fixe les conditions du relèvement des hôpitaux de campagne.

Sous les ordres du médecin inspecteur sont le directeur du corps d'armée et le médecin-chef des étapes; le premier, chargé du service de l'avant ou naissent tous les besoins; le second, chargé de satisfaire toujours, par tous les moyens, ces besoins, même les plus considérables et les plus inopinés.

3° *Médecin-chef du service de santé des étapes.* — Placé sous les ordres du médecin inspecteur de l'armée, sous l'autorité directe du directeur des étapes, dont il provoque les ordres, il est l'exécuteur du service de l'arrière.

Son service commence aux têtes d'étapes de route ou de guerre et s'étend jusqu'à la base d'opération des chemins de fer.

Il reçoit du directeur du corps d'armée les malades et blessés, les uns non transportables avec l'hôpital de campagne lui-même, les autres par convois.

Pour les premiers, il organise leur évacuation, de manière à libérer le plus tôt possible l'hôpital de campagne.

Les seconds sont reçus, soit dans l'hôpital d'évacuation placé à la tête d'étapes de route, d'où ils sont transportés à la tête d'étapes de guerre, soit directement dans l'hôpital d'évacuation placé à la tête d'étapes de guerre : il les distribue soit dans des trains, soit dans des dépôts des convalescents, soit dans un hôpital du territoire occupé.

Le médecin-chef des étapes a donc sous ses ordres :

1. Les *hôpitaux de campagne* immobilisés, dont il surveille l'exécution du service ;

2. Les *hôpitaux d'évacuation*, qu'il dispose et fractionne suivant les besoins.

Il exerce son action sur :

1° Les *convois d'évacuation sur route*, dont il provoque de manière à faire converger, autant qu'il le peut, tous les blessés et malades à la station tête d'étape de guerre ;

2° Les *trains d'évacuation*, dont il provoque l'organisation et la mise en route, soit jusqu'à la station de répartition, soit, s'il est possible, jusqu'à une station point de départ d'étapes ;

3° Les *convois d'évacuation par eau* (hôpitaux flottants), seul moyen de transporter les blessés les plus graves, afin de libérer les hôpitaux de campagne ;

4° *Directeur du service de santé de corps d'armée.* — Placé près du commandant du corps d'armée, dont il provoque les ordres, il a pour mission les mesures sanitaires immédiates ; son action s'étend depuis la ligne de combat jusqu'à la tête d'étape de route ou la station tête d'étape de guerre où il transporte ses malades sans se préoccuper de leur destination ultérieure. Quand le transport ne peut pas se faire, il assure le traitement sur place au moyen d'hôpitaux de campagne, ou d'établissements du

pays occupé et signale au médecin inspecteur directeur du service de santé de l'armée sa situation.

Le directeur du corps d'armée a donc pour mission :

1° Les mesures d'hygiène et de prophylaxie suivant le pays, la température, la saison, la nature des
eaux, etc.;

2° Le fonctionnement de l'ambulance du quartier
général et des hôpitaux de campagne, qui reçoivent
de lui les ordres de marche, de fractionnement et
d'installation en vue du combat;

3° Pendant le combat, les ordres à donner aux
médecins qui peuvent être disponibles, afin de les faire
concourir au traitement dans les ambulances;

4° Après le combat, les mesures d'hygiène prescrites pour l'inhumation des morts et la désinfection
du champ de bataille;

5° Les mesures à prendre pour l'installation définitive des blessés non transportables dans quelques
hôpitaux de campagne et l'évacuation des autres, soit
sur la tête d'étape de route, soit sur la station tête
d'étape de guerre, au moyen de voitures auxiliaires
(provenant d'autres services ou de réquisition);

6° Chaque jour l'évacuation normale des malades
sur des points désignés, soit au moyen de voitures
de transport des ambulances pour un court trajet,
soit au moyen de voitures auxiliaires.

Quand un engagement est imminent, le directeur se
tient à portée du général du corps d'armée, de façon
à le renseigner, s'il y a lieu, au sujet de son service
et à faire exécuter immédiatement ses ordres.

Une fois le combat engagé, il se rend compte de la disposition générale des troupes et des points où les ambulances s'arrêtent pour entrer en action.

Pendant le combat, le directeur ne peut exercer qu'une surveillance générale et il doit toujours prévenir du point où il se trouve pour la communication des ordres.

Il prend les dispositions nécessaires pour que les blessés ne s'accumulent pas dans les ambulances, et dans ce but, il désigne immédiatement des points ou devront s'établir des hôpitaux de campagne, à moins que l'ambulance ne puisse évacuer directement sur l'hôpital d'évacuation.

Le soir du combat ou dans la matinée du lendemain, il se rend compte de la marche des évacuations et des besoins de ce service.

5° *Médecin-chef de la division.* — Il a dans ses attributions : l'exécution journalière et immédiate des règles d'hygiène prescrites ou prévues, l'étude des conditions spéciales de la division au point de vue hygiénique, la surveillance du personnel et du matériel sanitaire de la division en vue de l'action.

Dès qu'une action est engagée, il fait une reconnaissance rapide du terrain, se rend compte de la disposition des troupes et des emplacements des postes de secours, fixe l'emplacement de l'ambulance, assure les relations entre les postes de secours et l'ambulance, et prend des mesures pour que l'enlèvement et le transport des blessés se fassent rapidement.

En cas d'encombrement, il provoque des ordres pour que les médecins disponibles apportent leur concours à l'ambulance.

Cela fait, il veille immédiatement aux évacuations.

Dès qu'il a reçu du médecin directeur, l'indication des points, où, par ses soins, des hôpitaux de campagne ont été installés. Il fait commencer le transport des blessés sur ces points au moyen de voitures disponibles.

Si ses moyens de transport sont insuffisants, il requiert ou provoque l'envoi de voitures auxiliaires.

Après le combat, il rend compte du nombre de blessés non transportables qui restent à l'ambulance : le médecin directeur envoie un hôpital les recueillir ou désigne sur quel hôpital à proximité ils doivent être transportés.

Résumé.

Tel est le cadre dans lequel fonctionne le service de santé, mécanisme très simple, mais qui demande de chacun des membres, en dehors des questions scientifiques à traiter dans l'hôpital, une exécution militaire très exacte.

Pour résumer tous les services dans un tableau synoptique, nous avons fait une hypothèse.

Un corps d'armée, se reliant à une armée par sa droite, est engagé sur sa gauche, le long d'une voie ferrée ; son front se trouve coupé par un canal et une petite rivière.

La 2e division déployée suit la vallée et s'appuie au chemin de fer ; la 1re division encore massée suit le plateau qui domine, prête à déborder l'ennemi par sa gauche.

Le médecin-chef de la 2e division a fait installer son ambulance à la jonction de deux routes ; les postes de secours fonctionnent, mais il ne peut pas secourir le régiment de droite placé de l'autre côté du canal. Il a prévenu le directeur du corps d'armée, qui a fait avancer une section de l'ambulance du quartier général, et en même temps a prescrit aux hôpitaux de campagne n° 1 et n° 2 de s'installer, l'un dans un hameau placé près de la rivière et du canal, l'autre dans un grand village au centre parce que l'action va probablement se porter vers la gauche.

L'hôpital de droite n° 3, arrivé dès la veille, en prévision d'un mouvement à droite, suivra la marche de la 1re division pour s'installer, dès qu'elle entrera en action : les hôpitaux nos 4 et 5 attendront des ordres et leur personnel médical pourra être requis.

Dès le matin, le médecin-chef de la 2e division savait que l'hôpital d'évacuation se trouvait à la station tête d'étape de guerre ; il a donc pu requérir de suite des moyens de transport et évacuer directement sur l'arrière. Vers dix heures du matin, il a reçu du directeur du corps d'armée l'avis qu'un hôpital de campagne allait s'installer sur la rivière, destiné à recevoir les blessés graves de son ambulance et à servir de centre d'évacuation pour la section d'ambulance du quartier général. Il a donc pris le soin, grâce à la courte distance de deux kilomètres qui le séparait de ce point, de faire transporter tous ses blessés, soit au moyen de voitures, soit sur des brancards. De la sorte, son ambulance sera libérée dans la nuit et pourra suivre la division dès le matin.

De son côté, le médecin-chef de l'hôpital d'évacuation de la tête d'étape s'est installé, la veille, sur la ligne ferrée à proximité du canal. Le médecin-chef du service de santé des étapes commence donc par faire partir, au fur et à mesure de leur arrivée, les petits blessés dans des trains ordinaires; il organise des trains pour des blessés couchés, et en même temps il fait avancer une flotille de bateaux-hôpitaux, d'avance aménagés en prévision d'un engagement à portée du canal. Dans ces hôpitaux il place immédiatement les blessés les plus graves qu'il fait partir; mais il garde des bateaux libres, qui, dans la nuit ou le matin, se rendront à hauteur des hôpitaux nos 1 et 2 et prendront tous leurs blessés réunis.

Le médecin inspecteur directeur d'armée est prévenu dès le matin de l'opération et de son importance présumée moyenne. Il attend de connaître les besoins, qui ne dépassent pas les prévisions. Il ira dans la journée se rendre compte de la situation des blessés et du fonctionnement des services.

A la station de répartition le commissaire militaire est prévenu qu'il peut évacuer sur le 1er et le 2e corps du territoire; de plus, il a, près de la station, un dépôt de convalescents. Il dirige les trains directement sur les stations points de départ d'étapes et fait installer au dépôt les hommes évacués par erreur, ou dont l'état n'exige que quelques soins.

CHAPITRE IX

ORGANISATION. — FONCTIONNEMENT

L'organisation du service de santé en campagne est ainsi fixée :

1re section. — Service de l'avant.

SERVICE DES { Corps de troupe. Ambulances. Hôpitaux de campagne.

2e section. — Service de l'arrière.

SERVICE DES { Hôpitaux de campagne immobilisés. Hôpitaux d'évacuation. Dépôts de convalescents. Transports : voie ferrée, routes, voie d'eau. Infirmeries de gares et de gîtes d'étapes. Hôpitaux d'étapes de route. Hôpitaux auxiliaires. Hôpitaux du territoire occupé, etc.

3e section. — Service du territoire.

Hôpital d'évacuation.
Hôpitaux régionaux du territoire. { militaires. militarisés. d'eaux minérales. temporaires.

4e section. — Dans une section spéciale on peut ranger le service dans les sièges.

SECTION 1re. — SERVICE DE 1re LIGNE

Corps de troupe.

PERSONNEL. — Le personnel sanitaire de corps de troupe se compose de : 1° médecins du cadre actif; 2° médecins de réserve; 3° médecins auxiliaires; 4° infirmiers et brancardiers régimentaires.

Leur répartition est la suivante :

CORPS DE TROUPE.	CADRE ACTIF			RÉSERVE		TROUPES	
	MAJORS de 1re cl.	MAJORS de 2e cl.	AIDES-majors.	AIDES-majors.	MÉDECINS auxiliaires.	Infirmiers.	Bran-cardiers.
Régim. d'infant. de ligne	1	»	1	1	»	»	»
	ou 1	1	»	»	3	12	52
Zouaves-tirailleurs, ...	ou »	1	1	»	»	»	»
	ou »	2	»	»	»	»	»
Chasseurs à pied........	»	1	»	1	»	4	17
Cavalerie.	»	1	»	»	»	4	2 voitres légres
Batteries divisionnaires et 1ergroupe de batteries de corp.s...........	1	ou	1	»	1	4	17
2° groupe de batteries de corps...............	»	»	1	»	1	4	9
Batteries de division de cavalerie...........	»	r	1	»	1	3	»
Groupe de munitions...	»	»	1	»	»	1	»

Un certain nombre de médecins-majors sont pris dans les corps de troupes pour les formations sanitaires ; par conséquent, le personnel régimentaire peut varier dans les limites que nous avons fixées à cause de la présence, dans certains corps, de deux médecins-majors de 2ᵉ classe, dans d'autres, d'un aide-major de 1ʳᵉ classe.

Conformément aux articles 2 et 7 de la convention de Genève le personnel sanitaire est neutralisé et porte le brassard international, sauf les brancardiers, qui portent un brassard spécial (croix de Malte en drap blanc, renversée, sur fond bleu).

Le brassard est distribué par le médecin-chef de service.

Dans le but de reconnaître les hommes tués ou grièvement blessés, tout militaire est pourvu d'une médaille dite plaque d'identité (2 septembre 1881).

Cette plaque reçoit (12 octobre 1883) : *au recto* l'indication du nom, du premier prénom de l'état civil, 16 janvier 1884 et de la classe : *au verso*, l'indication de la subdivision de région et du numéro du registre matriculé du recrutement.

Elle n'est enlevée à l'homme qu'au moment de l'inhumation.

Pour assurer l'alimentation du personnel de l'infirmerie régimentaire (infirmiers, conducteurs, ordonnances des médecins), il est établi ce qui suit :

1° Ces militaires sont classés et mis en subsistance à la portion active du peloton hors rang ;

2° Le groupe de l'infirmerie peut percevoir lorsqu'il est trop éloigné du peloton hors rang, directement les vivres sur bon du médecin ;

3° Les hommes traités à l'infirmerie peuvent être mis en subsistance dans les mêmes conditions.

MATÉRIEL. — Le matériel comprend :

  1° Sacs et sacoches d'ambulance ;
  2° Musettes et bidons ;
  3° Voitures médicales régimentaires ;
  4° Brassards.

Ce matériel en temps de paix se trouve dans les infirmeries régimentaires.

En outre, chaque médecin doit être porteur de sa trousse et le médecin-chef de service doit s'assurer qu'elle est en bon état et au complet.

Les cantines doivent toujours être au complet : les substances altérables doivent être employées et remplacées tous les trois mois au moyen de prélèvements faits sur les approvisionnements de l'infirmerie (24 janvier 1875).

En cas de changement de garnison, ce matériel est emporté à la suite des colonnes (1er janvier 1881) [1].

Si, à la suite de grandes manœuvres ou après une campagne, il y a lieu de remplacer tout ou partie des médicaments et objets de pansements contenus dans les cantines sacs et sacoches, le médecin établit des

---

[1] Dans le cas de changement de deux corps d'infanterie ou de cavalerie se remplaçant mutuellement, les voitures médicales restent sur place (3 juillet 1884).

bons spéciaux, qui peuvent être envoyés au directeur, en dehors des époques prescrites.

Les réparations du matériel sont faites par les corps et les dépenses sont remboursées par le service de santé (13 mars 1882).

Par décision du 20 novembre 1883, l'étoupe et la ramie à pansements devront remplacer en totalité la charpie dans le service de réserve, mais au fur et à mesure de l'écoulement de la charpie existante.

1° *Sacs et sacoches d'ambulance.*

Le sac d'ambulance (poids, 9 kil. 850) contient :

Médicaments : Ammoniaque, perchlorure de fer, chloroforme, éther, laudanum, etc.

Objets de pansements : Linge, charpie, coton, quatre attelles en bois et en fil de fer.

Objets divers : Deux daviers, une lampe à alcool, un gobelet, des allumettes, une bougie.

Instruments : Boîte n° 23, une pince tire-balle, une pince à artères, un tourniquet, des aiguilles, couteaux et bistouris, des sondes, une scie avec lames de rechange.

Les sacoches (11 kil. 350) ont la même composition.

2° *Musettes et bidons.*

La musette de pansement (30) contient deux écharpes, des bandes, du ruban de fil, des épingles et charpies et une pelotte de Larrey.

Il est alloué une musette à chaque infirmier et une par groupe de quatre brancardiers.

Les bidons d'un litre (60) sont donnés à chaque brancardier.

Dans la cavalerie et l'artillerie à cheval, il en est alloué deux par voiture légère à deux roues.

Tous ces objets sont distribués au moment du besoin.

3° *Voitures médicales régimentaires.*

Chaque régiment possède le chargement de trois voitures, un par bataillon et par médecin.

Chaque voiture (poids, 743 kil.) contient :

1. En vrac : un tonneau de 30 litres ; un bidon de 10 litres ; huit brancards ; deux fanions (un tricolore, un à la croix de Genève) ; deux lanternes (rouge et blanche).

2. Une paire de cantines médicales :

N° 1 (poids, 50 kil.), *à médicaments.* Trois triangles, six écharpes, 6 kil. 200 de linge à pansements, 1 kil. de charpie en paquet de 100 gr., 1 kil. 500 de coton cardé, 10 mètres de gaze, 4 mètres de diachylon, deux trousses d'infirmier, du perchlorure de fer, du chloroforme, de l'acide phénique, de l'acide acétique, du vin cordial, de l'ammoniaque, etc.

N° 2, *à pansements* (poids, 49 kil.) : 7 kil. 500 linge à pansements dont cinq écharpes ; 3 kil. de charpie, quatre attelles en bois, douze en fil de fer, quatre gouttières.

3. Deux paniers de réserve (poids 77 kil.).

N° 1, *à médicaments* : vingt triangles et dix écharpes, 15 kil. de linge à pansements, 2 kil. de charpie, 2 kil. de coton ; à peu près les mêmes médicaments que dans la cantine n° 1.

N° 2, *à pansements* : douze gouttières en fil de fer et douze coussins, vingt-sept attelles en bois, un carnet et deux cent cinquante fiches de diagnostic, quatre pelottes de Larrey, deux litres d'eau-de-vie.

4° *Brassards.*

Exécution du service pendant les marches.

MARCHES. — Dans l'infanterie, les médecins, ayant à côté d'eux leurs médecins auxiliaires, les infirmiers et la voiture médicale, marchent à la suite de leurs bataillons. En cas de fractionnement du bataillon, les infirmiers marchent avec leur compagnie.

Les sacs des infirmiers sont placés sur les voitures régimentaires (art. 436, 28 décembre 1883).

Dans la cavalerie et l'artillerie, les médecins marchent à la suite du régiment ou du groupe de batterie.

Une voiture à quatre roues de l'ambulance est mise journellement à la disposition de chaque régiment d'infanterie; une voiture à deux roues est affectée à chaque bataillon de chasseurs; ces voitures rentrent à l'ambulance pendant les séjours et toutes les fois qu'un combat est imminent.

Pendant la marche, le médecin-chef de service, placé à la gauche du corps, reçoit du médecin de chaque bataillon les malades et éclopés, et décide s'ils seront allégés de leur sac ou s'ils monteront sur la voiture d'ambulance.

CANTONNEMENT, BIVOUACS. — Dans les cantonnements, les médecins sont placés au centre; dans les bivouacs, le médecin-major de 1re classe est placé à gauche du colonel, ayant devant lui ses médecins-majors et aides-majors. Au bivouac d'un régiment de cavalerie, le médecin est sur la ligne de l'état-major.

VISITE. — Après l'arrivée au cantonnement, le médecin-chef de service, assisté des médecins, fait sa visite dans un local à proximité du poste de police.

Le médecin désigne :

1° Ceux qui peuvent suivre le mouvement des colonnes;
2° Les éclopés;
3° Les malades.

ÉVACUATION. — Les premiers marchent avec leur compagnie, les autres sont dirigés sur l'ambulance, soit à l'aide de la voiture d'ambulance, soit au moyen de voitures régimentaires ou de voitures de réquisitions. Ce transport a lieu le soir, exceptionnellement le matin, et assez tôt pour ne pas retarder le départ de l'ambulance.

Lorsque l'ambulance du quartier général est trop éloignée, les malades des troupes non-indivisionnées sont dirigés sur l'ambulance divisionnaire la plus voisine.

Les effets, les armes sont emportés par l'homme à l'ambulance, les munitions restent à la compagnie.

Les hommes non-transportables sont remis aux autorités municipales de la localité.

Pendant les séjours dans un cantonnement, le médecin-chef de service organise des infirmeries, et la veille du départ il évacue sur l'ambulance les hommes qui ne peuvent pas suivre.

Exécution du service pendant le combat.

Pour l'infanterie et l'artillerie, dès que le régiment prend la formation du combat, les voitures sont arrêtées sur une route, s'il se peut, *station de voitures* : en avant le *poste de secours* est installé.

Les infirmiers aménagent le sol en y déposant une couche de paille ou de foin, font provision d'eau et préparent les pièces de pansement.

En même temps, les brancardiers viennent se mettre sous les ordres des médecins, qui leur distribuent les musettes, les bidons remplis d'eau vineuse et les brancards. Les musiciens peuvent être mis à la disposition des médecins pour constituer des relais de brancards.

De là deux services importants :

1. Poste de secours ;
2. Brancardiers.

POSTE DE SECOURS. — Afin d'éviter des efforts incohérents, il est de première nécessité que le médecin-chef fixe le travail de tout son personnel [1].

D'abord, pendant qu'il dirige le poste de secours, il faut qu'un médecin, ayant les qualités d'énergie requises, dirige les brancardiers dans leur travail et les commande.

En général, sauf le cas de mouvement rapide en avant, un poste de secours unique nous paraît devoir suffire au développement de l'action d'un régiment.

Le médecin-chef de service a sous sa main un médecin-major, un aide-major, trois médecins auxiliaires et douze infirmiers.

Il doit examiner chaque blessé, faire inscrire son nom avec le diagnostic sur le carnet médical, remplir la fiche de diagnostic, faire établir, après lavage de la plaie à l'eau phéniquée, un pansement provisoire, mais suffisant pour quelques jours, ou parer aux acci-

[1] Le règlement sur le service de santé en campagne ne pouvant donner que l'indication générale du fonctionnement du poste de secours, nous avons fixé, d'une manière détaillée, un mode intime de répartition du personnel.

dents urgents et prépare l'évacuation sur l'ambulance.

De là trois fonctions importantes :

　　a. Entrées;
　　b. Traitement;
　　c. Évacuation.

De plus, il faut constamment décharger et recharger les voitures, faire le triage des blessés légers pour les renvoyer après un pansement, disposer les blessés pansés de façon que les brancardiers d'ambulances les emportent facilement et que ceux-ci n'amènent que ceux qui sont désignés par le médecin-chef de service.

Il faut donc que chaque service soit dirigé par un titulaire responsable; nous pourrons donc adopter la répartition suivante :

Entrées	*Médecin-chef de service.*	Examen des plaies.— Direction. Désignation des pansements à faire.
	1 médecin auxiliaire.	Aide du médecin-chef.
	2 infirmiers.	Aides pour découvrir les plaies.
	1 infirmier..	Carnet médical.
	1 infirmier..	Fiches de diagnostic.
Traitement..	1 médecin-major ou aide-major. 2 médecins auxiliaires. 5 infirmiers.	
Evacuations.	1 infirmier..	Placement des blessés.
	1 infirmier..	Armes et effets.
Voitures.....	1 infirmier..	Donner ou replacer le matériel pris ou rapporté par les infirmiers.

BRANCARDIERS. — Un médecin actif et énergique doit commander le service périlleux des brancardiers. Il doit parcourir à pied le champ de bataille pour suivre les phases de l'action.

A sa disposition il a quarante-huit brancardiers avec quatre caporaux et un sergent.

Il nous paraît utile que les brancardiers agissent par groupes constitués sous la direction des caporaux ou du sergent, et l'escouade de huit brancards, seize brancardiers, effectif d'un bataillon, paraît la formation rationnelle.

En effet, quand les hommes tombent sur la ligne des tirailleurs, sauf le cas de blessure d'un officier, tout secours individuel est impossible : on exposerait deux hommes pour relever souvent un mourant. Mais dès que la ligne fait un mouvement en avant, alors le groupe des brancardiers peut, en se défilant, arriver jusqu'aux hommes couchés, les secourir et les emporter.

Munis de leurs bidons, ils leur donnent à boire, les relèvent, fixent les membres fracturés au moyen d'un pansement rapide fait avec le sabre ou le fusil, font la compression ou le tamponnement dans les cas d'hémorrhagie, et les transportent au poste de secours.

Si, en route, ils trouvent des blessés allant seuls au poste de secours, ils leur montrent le chemin et les aident à marcher.

Mais aucun soldat non-blessé ne doit aller en arrière, et c'est à ce rôle important, comme à la désignation de points à secourir, que doit présider le médecin du champ de bataille.

AMBULANCES

Il existe trois types d'ambulances; l'ambulance n° 1, destinée aux divisions d'infanterie et aux quartiers généraux de corps; l'ambulance n° 2, destinée aux brigades de cavalerie; l'ambulance n° 3, pour le corps opérant en Algérie ou en pays de montagne.

L'ambulance de division de cavalerie peut être considérée comme formée par la réunion de trois ambulances de brigade.

L'ambulance n° 1 peut se scinder en deux sections, ayant la même composition en personnel et en matériel, et susceptible de fonctionner séparément.

Les médecins du cadre actif et les ministres des différents cultes sont toujours montés : il en est de même des médecins de réserve des corps de troupes et des officiers d'administration et pharmaciens attachés aux directions du service de santé.

Des voitures spéciales transportent le personnel non monté.

INFIRMIERS. — Les infirmiers sont fournis par la section d'infirmiers du corps d'armée : ceux des formations de l'arrière sont autant que possible fournis par des détachements des sections qui composent l'armée.

Les détachements d'infirmiers de complément sont envoyés à l'ambulance du quartier général, pour être, de là, répartis par le directeur du service de santé.

BRANCARDIERS. — Les brancardiers d'ambulances (3 octobre 1883) sont recrutés parmi les réservistes musiciens et ouvriers d'infanterie en excédant, et parmi les réservistes, hommes à la disposition des sections d'infirmiers et des régiments d'infanterie. Ces hommes sont désaffectés, s'il y a lieu, des corps auxquels ils appartiennent et affectés à la section d'infirmiers.

En campagne, les infirmiers et brancardiers d'ambulances (5 novembre 1883) portent le sabre baïonnette comme les conducteurs de voitures médicales et de mulets.

Ce personnel porte le brassard de la convention de Genève, qui est distribué par le médecin-chef.

TRAIN. — Des détachements du train des équipages sont affectés aux ambulances pour la conduite des voitures et des mulets. Ces détachements sont commandés par un officier ou un sous-officier sous l'autorité du médecin-chef. Le commandant du détachement s'occupe de l'entretien des voitures d'ambulances et des chevaux, des réquisitions de voitures auxiliaires et de leur aménagement.

Au combat, il dirige les colonnes de voitures ou de mulets pour les évacuations.

MINISTRES DU CULTE. — Des ministres des cultes reconnus par l'État sont attachés aux formations sanitaires.

Matériel.

Le matériel technique comprend :

1° *Deux voitures de chirurgie* (poids 1,550 kil.), contenant, outre les médicaments usuels, les approvisionnements suivants :

Linge à pansement, 147 kil.; étoupe ou ramie, 40 kil.; coton cardé, 25 kil.; gazes, dix mètres; cinquante coussins à fractures; quarante-six coussins pour gouttière.

Boîtes, nos 3, 4, 25, 26 et 27 du nouvel arsenal; nos 1, 2, 17 de l'arsenal de 1859; amputations; résections; trépanations; résections des os; instruments divers pour extractions de projectiles; une trousse de médecin; deux trousses d'infirmiers; trois trousses d'infirmiers de réserve.

Huit pelottes de Larrey; six tubes à drainage de 1 mètre; deux poires en caoutchouc pour lavage des plaies; un appareil d'Esmark; une seringue de Pravaz; une table d'opérations; 226 attelles en bois et en fil de fer; une bande de zinc laminé; quatre brancards; deux fanions; trois carnets; mille fiches de diagnostic.

Les objets sont disposés dans des casiers ou tiroirs

s'ouvrant à droite et à gauche du couloir central de
la voiture de chirurgie.

2° *Deux voitures d'approvisionnement de réserve,*
contenant :

Voiture n° 1, *à médicaments* (poids, 1,192 kil.),
outre les médicaments divers : huit triangles ;
cinquante écharpes ; 71 kil. 500 de linge ; 20 kil.
de ramie ou étoupe ; 20 kil. de coton ; huit com-
presseurs du Larrey ; cinquante et un attelles ;
vingt gouttières ; un tonneau d'eau de cinquante
litres ; cinquante bidons d'un litre ; vingt-cinq brancards.

Voiture n° 2, à pansement (poids, 1,197 kil.) quatre-
vingt coussins à fracture ; vingt pour gouttières ;
quinze attelles en fil de fer ; 20 kil. de plâtre ; vingt
couvertures de laine grise ; du Liebig, des conserves ;
un tonneau de 30 litres d'eau-de-vie ; un tonneau de
vin de 50 litres ; vingt-cinq brancards ; cinquante
bidons d'un litre.

3° *Deux voitures d'administration* (poids, 1,350 kil.
contenant des gobelets, cafetières, écuelles, balances,
outils, papier, imprimés.

Personnel.

Le personnel comprend :

12

AMBULANCES.	CADRE ACTIF		RÉSERVE		INFIRMIERS		BRANCARDIERS.	VOITURES A 4 ROUES.	VOITURES A 2 ROUES.	LITIÈRES.	CACOLETS.	VOITURES DE CHIRURGIE.	VOITURES DE RÉSERVE.	VOITURES D'ADMINISTRATION.
	Médecin-maj.	Aides-maj.	Aides-maj.	Auxiliaires	de visite.	d'exploitation.								
Quartier général divisionnaire.. n° 1	2	»	4	»	12	22	98	6	10	10	20	2	2	2
	2	2	2	»	12	22	98	6	6	10	20	2	2	2
Brigade de cavalerie........ n° 2	1	1ou	1	»	4	14	»	3	3	»	Fourgons (approvisionnements, vivres, bagages).			
Division de cavalerie.........	3	3 ou	3	»	6	24	»	6	»	»	Fourgons.			

Casier N° 13
Fiches

Casier N° 12
Bougies — Savon

Casier N° 8
Gobelets — Irrigateur

Casier N° 1
Fioles — Éprouvettes

Appareils fil de fer
Bras — Jambes

Casier N° 9
Épingles — Tabliers

Bandages herniaires

Tiroir N° 2
Médicaments

Tiroir N° 3
Médicaments

Casier N° 14

Appareils fil de fer
Bras — Avant-bras — Cuisses

Casier N° 10

Coussins

Tiroir N° 4
Instruments

Casier N° 15

Casier N° 17

Casier N° 16

Casier N° 11

Casier N° 5
Linge — Bandes

Coton

Petit linge

Petit linge

Tiroir N° 6
Bandes
Tiroir N° 7
Bandes

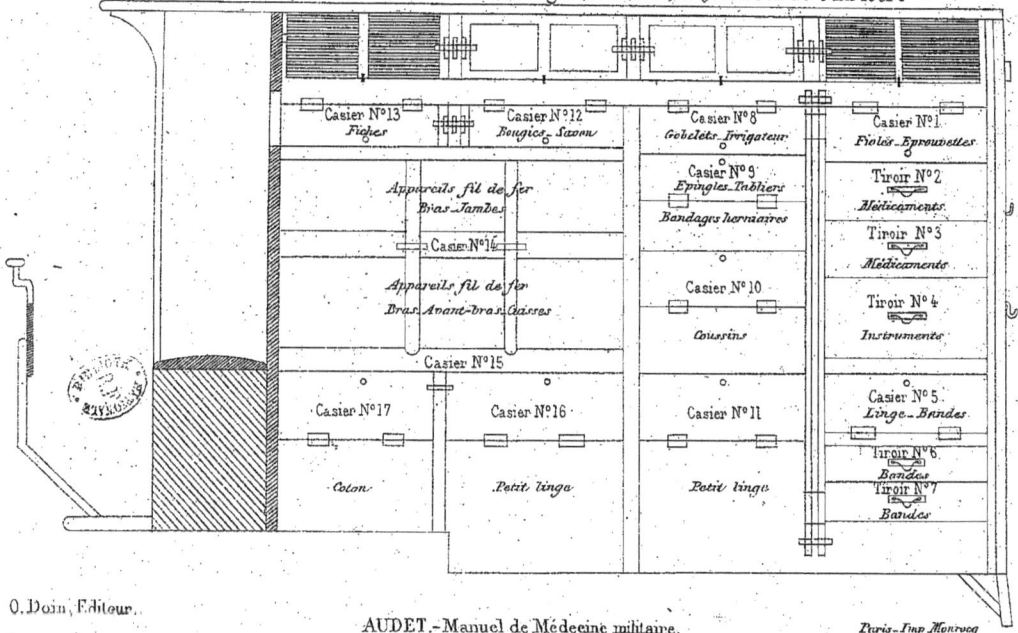

O. Doin, Éditeur.

AUDET. — Manuel de Médecine militaire.

Paris — Imp. Monrocq.

Voiture de Chirurgie (Côté gauche)

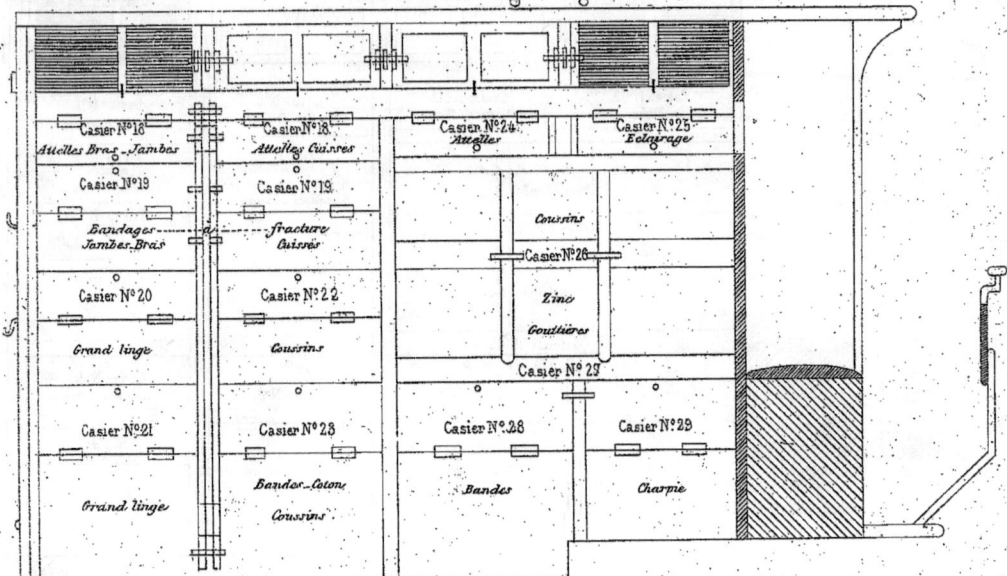

Casier N° 16
Attelles Bras_Jambes

Casier N° 18
Attelles Cuisses

Casier N° 24
Attelles

Casier N° 25
Éclairage

Casier N° 19

Casier N° 19

Bandages
Jambes_Bras

fracture
Cuisses

Coussins

Casier N° 26

Casier N° 20

Casier N° 22

Zinc

Grand linge

Coussins

Gouttières

Casier N° 27

Casier N° 21

Casier N° 23

Casier N° 28

Casier N° 29

Grand linge

Bandes_Coton

Bandes

Charpie

Coussins

Table d'opération dans le fond de la voiture

O. Doin, Éditeur.   AUDET.- Manuel de Médecine militaire.   Paris_Imp. Monrocq

SERVICE TECHNIQUE

Le service technique d'une ambulance comprend:
1° Service général ;
2° Service du médecin-chef : Direction, répartition du personnel, états, rapports ;
3° Service technique : en marche, au combat ;
4° Administration.

1° *Service général.*

Quoique dans une ambulance en action le service hospitalier ne puisse être établi que dans des
circonstances tout à fait exceptionnelles, nous décri-
vons immédiatement le service général de toute formation sanitaire.

ENTRÉES. — Tous les entrants admis à titre gratuit
ou à charge de remboursement, sont inscrits sur le
registre des entrées. Les dépôts de valeurs y sont
relatés.

Ne sont pas considérés comme entrants : les militaires qui, à la suite d'une action, ont été pansés à
l'ambulance, mais qui ont rejoint leurs corps dans la
même journée ;

Les hommes évacués des corps, qui ne paraissant
à l'ambulance que pour se joindre à un convoi d'évacuation, lors même qu'ils en reçoivent des soins et
aliments ;

Ceux qui, aux cours d'une évacuation, reçoivent des soins et aliments d'un établissement hospitalier situé sur la route, ou d'une infirmerie de gare.

Ces militaires sont inscrits pour mémoire au chapitre VI du carnet administratif.

BILLET. — Le billet d'entrée nécessaire pour être admis porte la date de l'entrée en toutes lettres, le nom, le grade, le corps, l'administration ou service, dont le malade fait partie. Ce billet est signé par le commandant de la compagnie, escadron ou batterie ou le chef de service; le certificat de visite est rempli par un médecin militaire.

Un billet de salle est établi; au moment de la sortie il est signé par le médecin traitant et le comptable, et remis à l'homme. En cas d'évacuation, il sert de billet d'entrée.

ARMES, EFFETS. — Les malades apportent à l'ambulance les armes et les effets; ils n'y apportent jamais leurs munitions. Dans les vingt-quatre heures les armes sont nettoyées, graissées par les brancardiers. Celles des décédés et des hommes grièvement atteints, désignés par le médecin-chef, sont versées à l'artillerie.

L'état numérique des armes conservées figure sur le mouvement des malades et blessés.

VISITES. — Les visites ont lieu aux heures fixées par le médecin-chef.

DISTRIBUTIONS. — Autant que possible, les médecins traitants font établir le cahier de visite usité en temps de paix, en ayant soin de noter tous les cas qu'ils ont constatés et le traitement qu'ils ont mis en usage.

Pour l'alimentation, il est, autant que possible, établi un régime commun, qui est justifié par un relevé de prescriptions par division ou par un relevé général.

Les aliments consommés par les hommes de passage sont justifiés par un bon d'aliments certifié par le comptable et approuvé par le médecin-chef.

Il n'est pas établi de relevé pharmaceutique.

Un médecin aide-major surveille la pharmacie.

En toute circonstance, les infirmiers reçoivent leurs prestations et font ordinaire. Quand leur ambulance fonctionne, ils peuvent recevoir des suppléments d'aliments sur l'ordre du général et, en cas d'urgence, sur l'ordre du médecin-chef.

GARDE. — Un service de garde permanent ou du moins un service de jour est institué toutes les fois que les circonstances le permettent.

SORTIE. — a. *Par guérison.* Les malades guéris sont remis au commandement d'étapes le plus voisin. Le médecin traitant spécifie s'ils ont besoin de repos dans un dépôt ou s'ils peuvent rejoindre immédiatement leur corps.

b. *Par évacuation.* Le billet de sortie sert de billet d'entrée pour les évacuations individuelles; une feuille d'évacuation est établie pour les évacuations collectives.

c. Décès. Le comptable remplit les fonctions d'officier de l'état-civil en ce qui concerne la constatation des décès, conformément à la loi.

Les actes sont transcrits sur le registre des décès.

Deux extraits en sont envoyés, l'un au maire du dernier domicile, l'autre au ministre, par l'intermédiaire du bureau de comptabilité.

2° *Médecin-chef.*

Le médecin-chef d'une formation sanitaire de campagne a les attributions et les devoirs généraux d'un chef de corps, comme à l'intérieur.

Il assure la répartition du personnel, la police et la discipline, le traitement et l'évacuation des malades et blessés.

Il réunit chaque jour au rapport les médecins traitants, le pharmacien, le comptable et le commandant du détachement du train.

Il veille sur la qualité et la quantité des approvisionnements, pour lesquels il fait des demandes au directeur dont il relève.

Il a le droit de réquisition, et reçoit un carnet d'ordre d'une réquisition et un carnet de reçus.

Il transmet au directeur le mouvement journalier des malades et le compte-rendu du fonctionnement.

Il tient : 1° un journal de marche et opérations ; 2° un carnet de correspondance.

Il reçoit les testaments.

3° *Service technique.*

a. *En marche.*

CAMPEMENT. — Un médecin de l'ambulance divisionnaire marche chaque jour avec le campement de la division, assisté d'un ou de plusieurs soldats.

En arrivant, il reconnaît les locaux qui peuvent être affectés aux ambulances et les propose pour cette destination au commandant du campement. En vue des évacuations du lendemain, il recherche les moyens de transport disponibles et requiert immédiatement les voitures suspendues.

MARCHE. — Pour la marche, le médecin-chef reçoit, dans l'ordre du mouvement, l'heure du passage de l'ambulance au point initial.

Le point initial est le lieu où chaque élément, qu'il suive la route principale ou qu'il y arrive par d'autres chemins, doit prendre rang dans la colonne.

Dès l'ordre reçu, le médecin-chef doit reconnaître ce point initial pour fixer son heure de départ (la marche des voitures étant estimée à quatre kilomètres à l'heure en chemin ordinaire).

En colonne de division d'infanterie, l'ambulance détache une section à l'avant-garde, derrière l'artillerie et marche à la tête du train de combat.

En colonne de corps d'armée, l'ambulance de la 1re division détache une section à l'avant-garde, derrière l'artillerie, et chaque ambulance divisionnaire marche derrière la 2ᵉ brigade de sa division.

L'ambulance du quartier général marche, dans le train régimentaire, après la gendarmerie du quartier général.

En colonne mixte, un détachement d'ambulance marche derrière le 2ᵉ régiment de la brigade.

CANTONNEMENT, BIVOUAC. — Au cantonnement, dans les locaux désignés, au bivouac dans une ferme à proximité, l'ambulance s'installe, déploie ses drapeaux pour le jour et allume ses lanternes pour la nuit.

VIVRES, FOURRAGES. — Un adjudant d'administration doit aller chaque jour recevoir, aux subsistances, les vivres de l'ambulance.

La ration est de :

Pain.	750	grammes.
ou biscuit	550	—
Pain de soupe.	250	—
Viande :		
Bœuf frais	300	—
— de conserve.	200	—
Lard.	240	—
Légumes secs.	60	—
Sel.	16	—
Café torréfié.	16	—
Sucre.	21	—

De plus, l'officier du train doit, par des conducteurs et des ordonnances, faire toucher les fourrages des chevaux et mulets.

ÉVACUATIONS. — Quand l'ordre du mouvement ne contient aucune indication spéciale au sujet des évacuations, le médecin-chef évacue sur la *tête d'étapes*, de route ou de guerre du corps d'armée.

Quand l'ordre du mouvement prévoit les conditions de l'évacuation :

1° Les éclopés sont envoyés dans des dépôts d'éclopés ;

2° Les malades sont dirigés, soit sur un hôpital d'évacuation, soit sur un hôpital auxiliaire, soit sur un établissement sédentaire du territoire occupé, soit sur un hôpital de campagne déjà installé.

Le transport n'a lieu par les voitures de l'ambulance, que si la distance à franchir leur permet de rejoindre le soir le nouveau gîte.

Les hommes non transportables sont remis aux municipalités.

Pendant les séjours, le médecin-chef fait traiter les malades qui paraissent pouvoir se rétablir rapidement.

b. Combat. — Les ambulances divisionnaires entrent les premières en action : l'ambulance du quartier général reste sous les ordres du directeur du corps d'armée, qui peut l'utiliser par fractions à renforcer les ambulances divisionnaires les plus chargées.

Dans les cas urgents, des médecins appartenant aux hôpitaux disponibles peuvent être appelés en avant.

EMPLACEMENT. — L'ambulance doit, autant que possible, être établie à proximité des réserves de la division et dans des points de facile accès, rapprochés d'une route et abondamment pourvus d'eau.

INSTALLATION [1]. — Les voitures sont rangées en dehors des chemins, de manière que le matériel puisse en être extrait sans confusion ; une section doit servir aux premiers besoins.

Lorsque l'ambulance est établie dans des constructions, on affecte des locaux séparés :

1° A la visite des blessés ; ⎫
2° Aux pansements ;   ⎬ ou visite et pansement.
3° Aux applications d'appareils ;
4° Aux opérations ;
5° Aux services accessoires.

En cas d'insuffisance des locaux, on dresse des tentes et on crée des abris.

Sous les ordres du comptable, les infirmiers d'exploitation, répartis en groupes, aménagent les locaux, y préparent la paille de couchage : un adjudant fait préparer les tisanes et les bouillons nécessaires.

Deux aides-majors désignés préparent : l'un les instruments de chirurgie, l'autre les appareils et les médicaments.

Comme pour le service régimentaire, nous avons fixé suivant nos vues le mode intime de subdivision du service.

BRANCARDIERS. — Le médecin-chef organise des groupes de voitures, litières, cacolets, brancardiers et infirmiers, reconnaît ou fait reconnaître les postes de secours, et de suite fait partir les convois, sous les ordres d'un chef. Les groupes sont, autant que possible, dirigés sur le terrain par un médecin de l'ambulance.

TRANSPORTS. — Chaque chef de groupe conduit son convoi à la station des voitures du poste de secours, où se trouvent réunis les blessés qui peuvent marcher ; les brancardiers vont au poste chercher les blessés les plus graves et le convoi repart en ordre.

Il est indispensable que le chef de groupe n'admette, autant que possible, sur ses voitures que des hommes vus et désignés par le médecin-chef du poste de secours. C'est là que le service de la prevôté peut être utile pour arrêter les hommes lâches ou affolés qui souvent prétextent qu'ils vont à l'ambulance.

RÉPARTITION DU PERSONNEL. — L'exécution du service comprend trois parties :

1º Entrées ;

2º Traitement ;

3º Évacuation.

1º *Entrées.*

A son arrivée, le convoi de blessés s'arrête dans le premier local et, si le service du poste de secours est fait exactement, chaque blessé arrive avec une fiche de diagnostic.

Par conséquent le triage peut être fait de suite et suffisant.

Rapidement, en commençant par les plus blessés, un adjudant d'administration inscrit, soit d'après des réponses de vive voix, soit d'après la plaque d'identité, le nom, le numéro matricule et le régiment du blessé; un infirmier recueille les effets et les armes qu'il fait disposer en ordre avec le nom de l'homme, et un médecin, d'après la fiche ou un examen rapide de la plaie, si elle n'est pas pansée, désigne la catégorie, où les brancardiers le transportent.

2° *Traitement.*

Dans l'intérieur, des places ont été disposées pour chaque catégorie.

Première catégorie. — *a. Blessés à panser et à renvoyer.* Si le service est bien fait sur la première ligne, cette catégorie doit être peu nombreuse parce qu'elle est arrêtée au poste de secours.

b. Blessés à pansement simple et à évacuer. Plaies simples, setons des membres, du tronc, de la tête; contusions et plaies contuses.

Deuxième catégorie. — *a. Blessés à pansement spécial.* Fracture de la continuité et de la contiguité des membres. Conservation certaine.

Troisième catégorie. — *a. Blessés à examiner ou à opérer.* Fractures articulaires graves, fractures communicatives ou compliquées de lésions musculaires, artérielles, ou nerveuses. Fractures du crâne.

b. Blessés à traiter sur place. Plaies pénétrantes de poitrine ou de l'abdomen. Opérés graves.

Les pansements sont faits et les appareils appliqués avec le plus grand soin.

A la suite de chaque pansement ou opération, la fiche de diagnostic est révisée et fixée au vêtement du blessé. On y inscrit les blessures et les soins chirurgicaux intervenus.

Le degré de transportabilité est indiqué par la couleur de la fiche.

Blanches : Hospitalisation sur place.

Rouges : Transportables.

Le médecin-chef tient un carnet médical qui sert de base pour établir :

1° L'état du mouvement ;

2° Le rapport détaillé sur le fonctionnement.

Il réunit à cet effet les renseignements écrits par les médecins de chaque catégorie à mesure des pansements ou opérations.

3° *Évacuations.*

Dès l'installation de l'ambulance, le médecin-chef a fait requérir, par l'officier du train, les voitures disponibles, et dans la journée, il soumet les besoins au médecin-chef de la division.

Un médecin de l'ambulance est spécialement chargé de procéder aux évacuations, assisté par un officier d'administration, qui veille aux effets, aux armes et à l'établissement de la feuille d'évacuation.

Ce médecin connaît les transports mis à sa disposition, il connaît le lieu d'évacuation ; il forme deux groupes de blessés en dehors de ceux qui sont intransportables :

    a. Ceux qui sont capables de marcher ;

    b. Ceux qui peuvent supporter les transports divers.

Les premiers sont organisés en colonne d'évacuation sous les ordres du plus élevé en grade ; le médecin accompagne, s'il y a lieu, le convoi de voitures qui transporte les seconds.

Dans la journée ou le lendemain, les blessés intransportables sont remis à un hôpital de campagne installé sur place ou bien à proximité.

Ambulances de cavalerie.

Le service intérieur de l'ambulance de division de cavalerie est le même que celui de l'ambulance divisionnaire ; mais son rôle est différent, par suite de la fonction des troupes qu'elle accompagne.

En effet, une division de cavalerie est en campagne ; le général installe son quartier général dans un village et ses troupes rayonnent en avant de lui, toujours mobiles, toujours prêtes à se porter en avant ou en arrière au premier signal.

L'ambulance est derrière lui.

Dans les régiments, peu de malades, quelques

blessés isolés, que les médecins des corps font transporter au quartier général, et que l'ambulance évacue sans encombrement.

C'est ainsi que le service s'accomplit même dans les cas d'engagements de régiment à régiment. Le vainqueur recueille les blessés et les fait transporter en arrière.

Dans les engagements de brigade, ou à la suite de plusieurs engagements, un certain nombre de blessés peuvent tout à coup survenir. Alors l'ambulance organise leur installation dans un village, leur donne les premiers soins, et de suite fait opérer leur évacuation sur un point désigné par le directeur de l'armée, au moyen des voitures de réquisition. Les plus graves sont laissés aux municipalités.

Dans les engagements de division, l'ambulance, à la suite du général, se rapproche du centre de l'action ; mais les combats de cavalerie sont si rapides, et la victoire ou la défaite sitôt définies, que l'ambulance serait en péril dans un point trop rapproché. Elle ne peut intervenir utilement qu'après la victoire, et alors elle s'installe sur le lieu même du combat, où les médecins des corps ont fait réunir les blessés en un point fixé par le général ou le médecin-chef présent.

Si le quartier général, avant l'évacuation de tous les blessés, se porte en avant, le médecin-chef dédouble son ambulance et part avec une section.

Le service du médecin-chef d'ambulance de division de cavalerie est donc un service par réquisition, d'installation, d'hospitalisation et d'évacuation rapide, rarement encombré, mais toujours en action.

En colonne de division de cavalerie, l'ambulance détache une section légère derrière la batterie de l'avant-garde et forme le train de combat derrière la troisième brigade.

4° *Administration*.

L'administration d'une ambulance peut accepter les mêmes divisions que celles d'un hôpital à l'intérieur. Elle est la même pour toute formation sanitaire.

I. *Mouvements et effets*.

a. *Le registre des entrées* constate le mouvement des malades et blessés. Dans les premiers jours de chaque mois, le comptable en envoie un extrait au bureau de comptabilité. Cet extrait indique les dates d'entrée ou de sortie, ainsi que la destination assignée au malade après sa sortie.

Trimestriellement, le comptable envoie au bureau de comptabilité les pièces justificatives des entrées et des sorties.

b. *Le carnet des successions, des effets et armes* relate :

1° Les objets, papiers et valeurs de chaque succession :

2° Le compte *numérique* des effets de service de l'habillement et du campement en dépôt ;

3° Les comptes *numériques* des armes en dépôt.

Le comptable établit en double expédition les bordereaux des sommes laissées par les décédés, et en verse le montant au payeur, au titre de la caisse des dépôts.

Les effets, valeurs et papiers divers sont remis au bureau de comptabilité.

Les effets militaires sont remis au magasin du service de l'habillement le plus proche.

Les armes sont versées à l'artillerie.

Annuellement ou en fin de gestion, le carnet des successions et armes, appuyé des pièces justificatives, est remis au bureau de comptabilité.

II. *Service général.*

a. Le carnet administratif constate :

1° *Le contrôle nominatif* des officiers et de leurs mutations ;

2° L'*effectif de tout le personnel* (officiers et hommes de troupe) attachés à la formation sanitaire ;

3° *Le mouvement des malades* ;

4° Les ordres particuliers donnés par les autorités militaires, médicales ou administratives et les mesures d'exécution qui en ont été la conséquence ;

5° La mention des pertes et avaries par force majeure, visée le jour même par le médecin-chef;

6° Des renseignements sommaires sur les évacuations des malades qui ont traversé l'établissement.

b. Le registre du vaguemestre est tenu par l'infirmier major désigné par le comptable.

c. Le registre des décès constate les actes de décès.

Chaque trimestre, le carnet administratif est remis au bureau de comptabilité.

III. *Dépenses.*

1° *Deniers.* — *a.* *Le compte des avances de fonds* que le comptable reçoit dans la limite de 35,000 francs certifie la recette. Leur dépense est justifiée dans le délai de quarante-cinq jours au moyen de factures, quittances extraites du carnet à souche.

b. *Le registre journal des recettes et dépenses* constate le mouvement des deniers, appuyé des pièces justificatives du compte en deniers et des carnets à souche des factures quittancées.

c. *Le carnet à souche des factures quittancées* sert à justifier des achats au-dessus de 10 francs.

Trimestriellement, le registre-journal et le carnet à souche sont remis au bureau de comptabilité.

2° *Consommations.* — *a.* *Le carnet à souche des bons* délivrés justifie de la sortie des objets.

b. *Le livret mensuel des denrées et objets de consommation* contient le mouvement des denrées, entrée et sortie.

Les entrées sont : d'abord les médicaments, objets de pansement, denrées et matières d'éclairage provenant des unités collectives.

Successivement, les expéditions de magasins, les remises de la pharmacie, les cessions du service des subsistances, les achats sur place, les réquisitions, les livraisons de titulaires de marchés.

Les sorties ont lieu par : livraisons à la pharmacie, livraisons aux corps, consommations et distributions, pertes par événements de force majeure.

Trimestriellement, les trois livrets mensuels appuyés

des pièces justificatives d'entrée et de sortie, du carnet
à souche des bons délivrés et du carnet à souche des
reçus de réquisition, sont remis au bureau de comptabilité.

Les dépenses sont classées sans distinction de celles
qui figurent dans la comptabilité matière et divisées
simplement.

Dépenses : applicables aux prix de journée, deniers,
consommations.

Non applicables aux prix de journée.

IV. Matériel.

Le carnet du matériel indique les mouvements du
matériel du service de santé et du service du campement. Il est remis annuellement ou en fin de gestion
avec les pièces justificatives au bureau de comptabilité.

PHARMACIE. — Le pharmacien ou le médecin
chargé de la pharmacie tient le livret mensuel de la
pharmacie, qui constate les existants, les entrées, les
sorties, les restants des médicaments.

Les consommations et distributions sont portées
sur le carnet en une seule inscription pour chaque
mois, d'après l'inventaire des restants.

Les déchets normaux sont confondus avec les consommations : les pertes, résultant des cas de force
majeure, sont portées à part. Trimestriellement, les
trois livrets mensuels sont remis au bureau de comptabilité, certifiés par le médecin-chef, et visés par le
sous-intendant militaire.

BUREAU DE COMPTABILITÉ. — Ce bureau, créé par armée, établit les comptes divers des formations sanitaires. Il envoie aux corps de troupes, services, administrations, l'extrait mensuel de présence de leur personnel, ce qui remplace le bulletin individuel des temps de paix. De plus le bureau remplit à l'égard des décédés, des successions, des remboursements toutes les obligations des comptables des hôpitaux de l'intérieur.

HÔPITAUX DE CAMPAGNE

Les hôpitaux de campagne, dont le nombre est fixé par le ministre, sont sous les ordres immédiats du directeur du service de santé du corps d'armée et comprennent le personnel et le matériel d'un hôpital de deux cents lits, divisible en deux sections.

PERSONNEL. — Le personnel technique comprend :
Deux médecins-majors du cadre ;
Quatre aide-majors de réserve ;
Quatorze infirmiers de visite ;
Vingt-neuf infirmiers d'exploitation.

MATÉRIEL. — Le matériel se compose de huit fourgons suspendus (quatre par sections) transportant l'approvisionnement.

Objets de pansements et appareils. 161 kil. 500 de linge à pansement ; 30 kil. d'étoupe, ramie ; 40 kil. de ouate ; 30 kil. de filasse goudronnée ; 60 mètres de gaze à pansement ; trente-six coussins à fracture ; trente-deux coussins à gouttière ; douze tubes à drainage : deux seringues de Pravaz ; deux appareils d'Esmark ; cinquante-quatre attelles ; seize attelles en fil de fer ; deux mètres de zinc laminé, bandes ; trente-deux gouttières ; 40 kil. plâtre à mouleur ; six thermomètres ; quatre carnets de diagnostic ; mille fiches avec cordon.

Arsenal chirurgical. Boîtes n⁰ˢ 3, 4, 5 et 19.: amputations, couteaux ; autopsies ; boîtes n⁰ˢ 1, 2, 4, 17 : art dentaire ; trépan, resections des os : tourniquets de J.-L. Petit, dix brancards.

Couchage. Deux cents grands sacs à paille ; cent couvertures de laine grise ; deux cents enveloppes de paillasse ; quatre cents draps de lit ; trois cents chemises de coton ; matériel de pharmacie et médicaments divers ; matériel de cuisine ; outils de campement ; imprimés pour correspondances.

Tout ce matériel est divisé en deux parties égales (1ʳᵉ et 2ᵉ section). Les caisses portent le numéro de la section à laquelle elles appartiennent.

Cette disposition permet à l'hôpital de se dédoubler facilement ; une section peut partir avec le corps d'armée et l'autre s'immobiliser jusqu'à évacuation complète.

Dès que des blessés sont reçus à l'hôpital, la première section cesse d'être disponible ; quand leur nombre dépasse cent, tout l'hôpital est installé.

Toutes les fois qu'un hôpital de campagne immobilisé entre dans la zone du directeur des étapes, il passe sous l'autorité de ce directeur.

13.

MARCHE. — Pendant la marche, le groupe des hôpitaux, sous la direction technique du médecin-chef le plus ancien, et sous le commandement de l'officier du train qui fournit les attelages, marche, suivant l'ordre, soit à la tête du convoi du corps d'armée, soit à la suite du convoi des subsistances.

Dans les circonstances urgentes, un ou plusieurs hôpitaux peuvent marcher avec le train régimentaire : dans ce cas, ils se placent après l'ambulance du quartier général.

COMBAT. — Pendant le combat, le directeur désigne les hôpitaux qui doivent fonctionner immédiatement et détermine les localités qui doivent se trouver sur une route ou un canal ou un chemin de fer et dans un centre populeux.

Le médecin-chef choisit l'emplacement, qui peut être un château, une ferme ou les maisons d'un village.

Comme il s'agit d'un hôpital qui peut rester établi pendant une durée assez longue, le médecin doit s'inspirer des lois de l'hygiène à tous égards.

L'emplacement choisi, le médecin-chef répartit les services et suffit aux besoins au moyen de réquisitions.

Le but de l'hôpital de campagne est de recevoir les blessés des ambulances et d'assurer le traitement de ces blessés jusqu'au moment de leur évacuation ou de leur guérison.

Le médecin-chef fournit chaque jour, au directeur dont il relève, un état du mouvement des malades ;

Aux dates fixées, un rapport d'ensemble avec ses demandes de toute nature.

En cas de mouvement rétrograde, les hôpitaux de campagne restent sous la protection de la convention de Genève; cependant, si le nombre des blessés le permet, le médecin-chef s'efforce de porter en arrière une section avec tout le matériel non-employé, et les voitures.

SECTION II. — SERVICE DE L'ARRIÈRE

Hôpitaux de campagne immobilisés.

Toutes les fois qu'un hôpital de campagne passe dans la zone de l'arrière ou s'y établit, il est immédiatement placé sous l'autorité du directeur des étapes. Il n'est fait de prélèvement sur le personnel, qu'en cas d'urgence, et sur l'ordre du directeur des étapes.

Lorsque des commandements territoriaux particuliers sont créés en pays occupé, les hôpitaux de campagne, établis dans leur zone, relèvent du commandant territorial.

Lorsque, par suite de l'état sanitaire, l'hôpital doit être agrandi ou déplacé, le médecin-chef adresse ses demandes au médecin-chef du service de santé des étapes. En cas d'urgence, il prend l'initiative des changements et rend compte.

La destination à donner aux malades est notifiée au médecin-chef par le commandant d'étapes dont il relève.

Les hôpitaux de campagne sont relevés soit par des hôpitaux temporairement établis sur les lignes d'étapes, soit par les hôpitaux auxiliaires de la Société française de secours aux blessés.

Chaque médecin traitant remet lui-même ses malades à son successeur, avec les documents qui peuvent l'éclairer.

Le médecin-chef de l'hôpital relevé adresse au médecin-chef du service de santé des étapes, un rapport sommaire et un état de demande pour la reconstitution de son matériel.

Hôpitaux de contagieux.

Ces hôpitaux, destinés à l'isolement et au traitement des maladies épidémiques et contagieuses, sont organisés sur l'ordre du général commandant l'armée. Ils sont signalés par un fanion jaune, et leurs abords interdits à la troupe.

A la fermeture de l'établissement, les abris provisoires créés, la paille, la literie, les effets, sont toujours détruits par le feu; le personnel et le matériel sont soumis à des mesures de désinfection ou de police sanitaire. Le médecin-chef est responsable de l'exécution intégrale et immédiate de ces prescriptions.

Dépôts de convalescents.

Ils ont pour but d'éviter l'évacuation à grande distance ou le maintien dans les hôpitaux des malades capables de reprendre leur service après quelques jours de repos ou de traitement.

Ils sont organisés par le directeur des étapes et fonctionnent comme à l'intérieur.

Le service médical est, autant que possible, confié à un médecin militaire, désigné par le médecin-chef du service de santé des étapes.

Les moyens de couchage sont fournis par la réquisition.

Hôpitaux d'évacuation.

Un hôpital d'évacuation est établi à la tête de chaque ligne d'évacuation et dans les stations de transition ; il relève du commandant d'étapes.

Quand des blessés sont dirigés sur un point plus en avant ou en arrière, le médecin-chef y transporte immédiatement une section de l'hôpital ; il rend compte au médecin-chef du service des étapes.

Le personnel se compose de :

Six médecins ;

Un médecin-major ;

Un aide-major du cadre ;

Quatre aides-majors de réserve ;

Huit infirmiers de visite ;

Trente-six infirmiers d'exploitation.

Le matériel est identiquement le même que celui de l'hôpital de campagne.

Ces hôpitaux reçoivent, en temps ordinaire, les malades et blessés destinés à être évacués; le médecin-chef en fait le triage et désigne les uns pour être dirigés vers l'intérieur, les autres pour être maintenus, soit dans un hôpital du pays occupé, soit dans un dépôt de convalescents.

Le médecin-chef mentionne, sur son rapport journalier, le nombre des hommes à évacuer, classés par catégorie ; le médecin-chef du service de santé des étapes provoque les ordres nécessaires pour l'organisation des trains d'évacuation.

Locaux. — La répartition des locaux est faite ainsi :

1° Salle d'attente pour les malades et blessés pendant la formation des trains d'évacuation ;

2° Salles pour les malades qui ont besoin d'un traitement hospitalier ;

3° Local d'isolement pour les hommes atteints de maladies contagieuses.

Classement. — Les malades et blessés sont classés dans une des trois catégories suivantes :

a. Malades et blessés pour *trains sanitaires permanents ;*

b. — — pour *trains improvisés ;*

c. — — pour *trains ordinaires.*

Ces derniers malades et blessés sont évacués journellement dans des voitures à voyageurs, réservées à cet effet dans quelques marches de trains.

Transports.

Direction du service. — Le directeur général des chemins de fer et des étapes règle, d'après les propositions de l'inspecteur général du service de santé des armées, l'ensemble des mouvements sur voie ferrée nécessités par les évacuations des malades et des blessés.

Les mesures de détails d'exécution sont concertées, pour chaque armée, entre le directeur du service de santé, le directeur des étapes et la commission de ligne ou de chemins de fer de campagne correspondante. Les transports par voie de terre ou d'eau sont organisés d'après les ordres du directeur des étapes de l'armée, et conformément aux instructions générales ou spéciales du directeur général des chemins de fer et des étapes.

VOIE FERRÉE. — Par voie ferrée les transports ont lieu :

1° Au moyen de trains sanitaires permanents organisés en temps de paix, vrais hôpitaux, où le service se fait comme dans un hôpital de campagne ;

2° Au moyen de trains improvisés. Des voitures à marchandises sont mises, par ordre du directeur des étapes, sur la proposition du médecin-chef du service de santé des étapes, à la disposition du médecin-chef de l'hôpital d'évacuation, qui les fait aménager au moyen d'un appareil spécial destiné à supporter les brancards.

L'exécution du service pendant le transport est confiée à un personnel désigné par le médecin-chef. Ce personnel accompagne le train jusqu'à destination définitive et rejoint ensuite sans délai avec le matériel qui lui a été confié.

Le médecin désigné s'assure, avant de procéder à l'aménagement des wagons, qu'ils sont en bon état et qu'ils ont été désinfectés, s'il y a lieu. Il veille à l'installation et à la répartition des malades et blessés.

Pendant la route, il commande l'évacuation et remplit les fonctions du chef de la troupe embarquée.

Le service des vivres est assuré par les infirmeries de gare.

3º Au moyen de convois de malades constitués par des voitures à voyageurs, et destinés aux malades et blessés voyageant assis.

Dans les convois de malades, les wagons de première classe et de deuxième classe sont affectés aux sous-officiers et aux malades les plus atteints ; ceux de troisième classe sont pour les moins souffrants.

Quand un train ordinaire transporte des malades, on lui affecte deux infirmiers de visite provenant de l'hôpital d'évacuation.

Routes. — Le transport par route a lieu par :
Des voitures d'ambulances ;
Des voitures spéciales de la Société de secours ;
Des voitures auxiliaires aménagées à cet effet.

On ne doit employer les transports à dos de mulet qu'en pays inaccessible aux voitures.

L'alimentation et le logement sont assurés par le service des étapes.

Voies d'eau. — Le transport par voies d'eau a lieu par :
Les transports de l'État ou des compagnies sur mer;

Les bateaux à vapeur sur les fleuves ;

Les bateaux de halage sur les canaux.

Ces bateaux sont de véritables hôpitaux flottants destinées aux blessés grièvement atteints.

Infirmeries de gare et de gîtes d'étapes.

Ces infirmeries, organisées au delà de la base d'opération par la direction générale des chemins de fer et des étapes, se trouvent dans les gares importantes ou de bifurcation, dans le voisinage d'établissements hospitaliers que l'on crée au besoin. Elles peuvent servir, au besoin, d'hôpitaux d'évacuation, et, d'ordinaire, ne font que pourvoir à l'alimentation des convois.

Service de santé sur les étapes de route. Un service de santé spécial est organisé sur les étapes de route et aux gîtes d'étapes les plus importants.

Ce service, constitué par des infirmeries dites de *gîtes d'étapes*, est créé par le directeur des étapes, qui peut, suivant les circonstances, y affecter un hôpital de campagne disponible ou des hôpitaux auxiliaires.

Dans les gîtes d'étapes de moindre importance, le service de santé est organisé au moyen des ressources locales par le commandant de l'étape.

SECTION III. — SERVICE DU TERRITOIRE

La répartition est faite aux stations de répartition d'après un plan d'ensemble établi par le ministre, qui fait connaître au commandant de chacune des stations les territoires de corps d'armée sur lesquels doivent être dirigés les trains d'évacuation de chaque armée.

Chaque jour le commandant de la station de répartition reçoit de chacun des directeurs du service de santé des régions territoriales assignées, l'avis télégraphique du nombre des places disponibles dans l'ensemble de la région.

Le directeur du service de santé de chaque région reçoit les trains à la station, point de départ d'étapes de la région, et fait la sous-répartition.

Il fait connaître, toutes les fois que cela est possible, au commandant de la station de répartition, le détail des places disponibles dans les divers hôpitaux, afin que les trains d'évacuation puissent recevoir, s'il est possible, une destination directe, ou que les wagons reçoivent un chargement correspondant.

En règle générale, les trains d'évacuation subissent, à la station de transition, un simple temps d'arrêt pour la révision minutieuse du train.

Les malades et blessés, dont l'état se serait aggravé, les hommes atteints de maladies contagieuses, les éclopés ou les malades et blessés, qui auraient été dirigés par erreur sur les hôpitaux du territoire sont débarqués, et, suivant le cas, soignés à l'hôpital d'évacuation ou dirigés sur un dépôt de convalescents.

SECTION IV. — SERVICE DE SANTÉ
DANS LES SIÈGES

ATTAQUE. - Quand un corps de siège est formé

avec des divisions organisées, les formations sanitaires lui sont affectées. Un médecin remplit les fonctions de directeur du service de santé.

Après l'investissement, quand les secteurs ont été organisés, une infirmerie régimentaire est organisée par chaque corps dans les cantonnements des réserves.

Les *ambulances* s'installent en arrière et à proximité des cantonnements de l'unité qu'elles desservent; elles assurent les évacuations journalières.

Des hôpitaux de campagne sont établis à proximité, et des hôpitaux d'évacuation sont placés en tête des lignes d'évacuation.

Dès que l'attaque est commencée, chaque jour un médecin principal ou major de première classe est commandé auprès du général comme médecin-chef de tranchée.

Un médecin est attaché à chaque major de tranchée pour remplir en permanence le rôle de médecin de tranchée dans chacune des zones d'attaque. Il seconde le major dans l'installation des abris de pansement et des ambulances de tranchée, et dans l'organisation de l'évacuation des blessés.

Les abris de pansement fonctionnent comme les postes de secours.

Les ambulances sont placées, autant que possible, sous des abris blindés.

DÉFENSE. — Chaque place forte ou fort détaché comprend un ou plusieurs établissements sédentaires :

Infirmerie de fort ;

Hôpitaux temporaires de 50 à 200 lits ;

Hôpitaux auxiliaires.

Les places fortes importantes sont dotées, pour les besoins de la défense active, d'un nombre variable d'ambulances.

Le médecin-chef de la place, remplit auprès du gouverneur, le rôle d'un directeur du service de santé de corps d'armée.

Dès le temps de paix, il est appelé à participer aux travaux de la commission chargée de proposer le plan de mobilisation et de défense.

Il soumet ses propositions pour :

1° L'organisation du service de santé ;

2° L'emplacement ou l'installation des formations sanitaires ;

3° Les mesures hygiéniques à prendre en vue de l'accumulation d'un grand nombre d'hommes dans un lieu restreint.

Pendant la mise en état de défense, il surveille l'exécution des mesures prévues.

Il assigne aux officiers du corps de santé le rôle qui revient à chacun d'eux.

En cas de siège, il assiste le conseil de défense à titre consultatif.

Il entretient des relations avec les médecins de la localité, pour maintenir le bon état sanitaire des habitants.

Quand le siège est commencé, le médecin-chef provoque l'installation, à proximité du front d'attaque, de postes de secours permanents, desservis à tour de rôle par les médecins et infirmiers des corps de troupe; en cas de besoin, par le personnel des hôpitaux.

Dans les hôpitaux, le service est réglé comme en temps de paix; mais le médecin-chef doit veiller attentivement aux mesures hygiéniques utiles pour lutter contre l'encombrement.

CHAPITRE X

RÉQUISITIONS, DROIT DES GENS

Pour compléter l'étude du service de santé pendant la guerre, nous devons analyser les articles des lois suivantes :

Loi sur les réquisitions (3 juillet 1877).

Convention de Genève (22 août 1864, et 20 octobre 1868).

Société de secours aux blessés (3 juillet 1884).

RÉQUISITIONS (3 juillet 1877). — En cas de mobilisation totale de l'armée, l'autorité militaire peut user du droit de requérir les prestations nécessaires à l'armée, depuis le jour de la mobilisation jusqu'au jour où l'armée est remise sur le pied de paix.

En cas de mobilisation partielle ou de rassemblement quelconque de troupes, le ministre détermine l'époque où devra commencer et finir le droit de réquisition, ainsi que la portion de territoire où ce droit pourra être exercé.

Les généraux ont le droit de réquisition, qu'ils peuvent déléguer aux fonctionnaires divers et officiers; à cet effet, ces officiers reçoivent des carnets d'ordre de requisition contenant délégation du droit de requérir.

Exceptionnellement et en temps de guerre, tout commandant de troupes opérant isolément peut, même sans être porteur d'un carnet de requisition, requérir sous sa responsabilité personnelle, les prestations nécessaires aux besoins journaliers de sa troupe ; dans ce cas, les réquisitions sont faites en double expédition, dont l'une reste entre les mains du maire et l'autre est adressée au général du corps.

PRESTATIONS. — L'officier peut être appelé à requérir le logement ou le cantonnement. Dans ce cas, il doit consulter les états dressés tous les trois ans par les soins de l'autorité militaire, et dont un extrait se trouve entre les mains du maire. Il doit ne réclamer dans chaque commune le logement que pour un nombre d'hommes et de chevaux inférieur, ou au plus égal à celui qu'indiquent les tableaux.

Quand la nourriture est fournie, il ne peut être exigé une nourriture supérieure à l'ordinaire de l'individu requis. L'officier doit inscrire sur l'ordre la quantité des rations requises et la quotité de la ration réglementaire.

Quand il y a lieu de requérir des chevaux, voitures ou harnais pour des transports devant amener un déplacement de plus de cinq jours avant le retour, il est procédé, avant la prise des possessions, à une estimation contradictoire faite par l'officier et le maire.

Quand il y a lieu de requérir le traitement des malades ou blessés, les maires fournissent les locaux spéciaux ou répartissent les malades chez les habitants.

S'il s'agit de maladies contagieuses, les malades doivent être séparés de la population.

En cas d'extrême urgence, l'autorité militaire a le droit de requérir directement les soins des habitants, sauf pour les maladies contagieuses.

En cas d'insuffisance des médecins de l'armée, les visites des médecins civils peuvent être exigées et donner droit à une indemnité.

EXÉCUTION DES RÉQUISITIONS. — Chaque fois que des détachements divers sont dans la même commune, les réquisitions ne peuvent être ordonnées que par l'officier auquel le commandement appartient réglementairement.

Les réquisitions sont toujours adressées au maire ou à son suppléant légal; en cas d'impossibilité, la réquisition peut être adressée directement aux habitants.

Le maire fait la répartition. Dans les eaux maritimes, toute réquisition de bateaux, etc., est adressée au représentant de la marine, s'il y en a un.

Une commission particulière règle les indemnités.

CONVENTION DE GENÈVE (22 août 1864). — 1o Les ambulances et les hôpitaux militaires seront reconnus neutres et, comme tels, protégés et respectés par les belligérants aussi longtemps qu'il s'y trouvera des malades ou des blessés.

La neutralité cesserait si ces ambulances ou ces hôpitaux étaient gardés par une force militaire;

2. Le personnel des hôpitaux et ambulances participera au bénéfice de la neutralité lorsqu'il fonctionnera et tant qu'il restera des blessés à relever ou à secourir.

3. Ce personnel pourra même, après l'occupation par l'ennemi, continuer à remplir ses fonctions dans l'hôpital ou l'ambulance qu'il dessert ou se retirer pour rejoindre le corps auquel il appartient.

Dans ce cas, lorsqu'il cessera ses fonctions, il sera remis aux avant-postes ennemis par les soins de l'armée occupante.

4. Le matériel des hôpitaux militaires restant soumis aux lois de la guerre, les personnes attachées à ces hôpitaux ne pourront, en se retirant, emporter que les objets qui seront leur propriété particulière.

Dans les mêmes circonstances, l'ambulance conservera son matériel.

5. Les habitants du pays qui porteront secours aux blessés seront respectés et demeureront libres.

Tout blessé recueilli et soigné dans une maison y servira de sauvegarde. L'habitant qui aura recueilli des blessés chez lui sera dispensé du logement des troupes, ainsi que d'une partie des contributions de guerre qui seraient imposées.

6. Les militaires blessés ou malades seront recueillis et soignés, à quelque nation qu'ils appartiendront.

Les commandants en chef auront la faculté de remettre immédiatement aux avant-postes ennemis les militaires blessés pendant le combat, lorsque les circonstances le permettront et du consentement des deux partis.

Seront renvoyés dans leur pays ceux qui, après guérison, seront reconnus incapables de servir.

Les autres pourront être également renvoyés, à la condition de ne pas reprendre les armes pendant la durée de la guerre.

Les évacuations avec le personnel qui les dirige seront couverts par une neutralité absolue.

7. Un drapeau distinctif et uniforme sera adopté par les hôpitaux, les ambulances et les évacuations.

Il devra être en toute circonstance accompagné du drapeau national.

Un brassard sera également admis pour le personnel neutralisé, mais la délivrance en sera laissée à l'autorité militaire.

Le drapeau et le brassard porteront la croix rouge sur fond blanc.

Articles additionnels[1] (20 octobre 1868). — 1. Le personnel désigné art. 2 de la Convention, continuera après l'occupation par l'ennemi, à donner dans la mesure des besoins, ses soins aux malades et aux blessés de l'ambulance ou de l'hôpitsl qu'il dessert.

Lorsqu'il demandera à se retirer, le commandant des troupes occupantes fixera le moment de ce départ, qu'il ne pourra toutefois différer que pour nne courte durée, en cas de nécessités militaires.

2. Des dispositions devront être prises par les puissances belligérentes pour assurer au personnel

---

[1] Les articles additionnels n'ont pas encore été adoptés par les gouvernements signataires de la convention de Genève. Toutefois, en 1870, les puissances belligérantes les avaient acceptés.

neutralisé, tombé entre les mains de l'ennemi, la jouis-
sance intégrale de son traitement.

3. Dans les conditions prévues par les articles 1
et 4 de la Convention, la dénomination d'ambulance
s'applique aux hôpitaux de campagne et autres établissements temporaires, qui suivent les troupes sur le
champ de bataille pour y recevoir des malades et des
blessés.

4. Il est expliqué que pour la répartition des
charges relatives au logement des troupes et aux
contributions de guerre, il ne sera tenu compte que
dans la mesure de l'équité du zèle charitable déployé
par les habitants.

5. Il est stipulé que, sous la réserve des officiers, dont la possession importerait au sort des
armes, et dans les limites fixées par le deuxième paragraphe de l'article 6 de la Convention, les blessés
tombés entre les mains de l'ennemi, lors même qu'ils
ne seraient pas reconnus incapables de servir, devront
être renvoyés dans leur pays après leur guérison, ou
plus tôt, si faire se peut, à la condition toutefois de ne
pas reprendre les armes pendant la durée de la guerre.

FONCTIONNEMENT GÉNÉRAL DE LA SOCIÉTÉ FRANÇAISE DE
SECOURS AUX BLESSÉS DES ARMÉES DE TERRE ET DE MER
(3 juillet 1884).

1. La Société française de secours aux blessés des
armées de terre et de mer est autorisée à seconder, en
temps de guerre, le service de santé militaire, et à
faire parvenir aux malades et blessés les dons qu'elle
reçoit de la générosité publique.

Pour l'accomplissement de cette mission, elle est placée sous l'autorité du commandement et des direc-teurs du service de santé.

Les conditions de son fonctionnement sont détermi-nées par le présent règlement et par le règlement sur le service de santé.

2. L'intervention de ladite Société consiste, en temps de guerre : 1° à créer dans les places de guerre et les localités qui lui sont désignées par le ministre de la guerre, ou les généraux commandant le territoire, suivant le cas, des hôpitaux destinés à recevoir des blessés et des malades appartenant aux armées; 2° à prêter son concours au service de l'arrière en ce qui concerne les trains d'évacuation, les infirmeries de gare et les hôpitaux auxiliaires du théâtre de la guerre. Ce concours ne peut être étendu ni au service de pre-mière ligne, ni aux hôpitaux d'évacuation, dont de-meure exclusivement chargé le service de santé mili-taire.

En temps de paix, la Société adresse, tous les six mois, au ministre de la guerre, un rapport destiné à lui faire connaître les moyens dont elle dispose en personnel et en matériel.

3. Toutes les associations qui pourraient se former dans le même but, et qui ne seraient pas reconnues comme établissements d'utilité publique, devront être rattachées à la Société de secours, et seront, dès lors, assujetties aux dispositions du présent règlement.

Ces dispositions ne s'appliquent pas aux ambulances locales, dont l'action ne s'étend pas hors de la com-mune où sont établies lesdites ambulances qui demeurent, d'ailleurs, sous la surveillance des généraux commandant le territoire.

4. Nul ne peut être employé par la Société de secours s'il n'est Français ou naturalisé Français, et s'il n'est dégagé de toutes les obligations imposées par la loi du 27 juillet 1872 sur le recrutement de l'armée et par la loi du 3 brumaire an IV sur l'inscription maritime.

Néanmoins, les hommes appartenant à la réserve de l'armée territoriale peuvent, exceptionnellement, sur des autorisations nominatives données par le ministre de la guerre, être admis à faire partie du personnel employé par cette Société. Les demandes d'autorisation concernant les hommes de cette dernière catégorie seront adressées dès le temps de paix au ministre; les autorisations accordées par le ministre seront valables, même en cas d'appel de la classe à laquelle ils appartiennent.

Sont recrutés : les médecins traitants, parmi les docteurs en médecine; les médecins aides, parmi les docteurs en médecine ou les officiers de santé; les pharmaciens, parmi les pharmaciens diplomés.

5. La Société est représentée :

A l'intérieur :

1° Auprès du ministre de la guerre et du ministre de la marine et des colonies, par le président de la Société;

2° Dans chaque région de corps d'armée où elle a des centres d'action, par un délégué régional nommé par le conseil supérieur de la Société, agréé par le ministre de la guerre et accrédité par lui auprès du général commandant le corps d'armée.

Dans les 10°, 11°, 15° et 18° corps d'armée, les délégués régionaux sont également accrédités auprès des vice-amiraux, commandant en chef, préfets maritimes.

Aux armées :

Dans chaque armée ou corps d'armée opérant isolément, par un délégué d'armée nommé par le conseil supérieur, agréé et commissionné par le ministre de la guerre.

Lorsque la Société est appelée à coopérer au service des évacuations, elle est représentée par des délégués spéciaux, dont les nominations sont faites, au fur et à mesure des besoins, par le délégué d'armée, sauf l'agrément de l'autorité militaire.

6. Le personnel d'exécution, médecins, pharmaciens, comptables, etc., est exclusivement choisi par la Société, sous les réserves déjà indiquées à l'article 4, et sous la condition, pour les médecins, d'avoir été agréés par le ministre de la guerre. Au début et préalablement au fonctionnement du service, les différents délégués régionaux et autres adressent aux autorités militaires un contrôle nominatif du personnel employé sous leurs ordres. Ils font connaître, au cours du service, les mutations qui se produisent.

7. Le personnel de la Société de secours, lorsqu'il est employé aux armées, est soumis aux lois et règlements militaires. Il est justiciable des tribunaux militaires, par application des articles 62 et 75 du Code de justice militaire.

8. Le président de la Société de secours est l'intermédiaire entre le ministre de la guerre et la Société.

C'est à lui que sont adressées toutes les communications officielles ayant pour objet l'organisation générale du service de la Société.

Dès le temps de paix, le ministre de la guerre lui fait connaître les parties du service à l'exécution desquelles la Société doit participer en cas de mobilisation.

Au cours des opérations, il lui fournit toutes les indications utiles à son fonctionnement.

9. Les délégués régionaux ne correspondent pas avec le ministre ; ils s'adressent, par l'intermédiaire des directeurs du service de santé, aux généraux commandant les régions de corps d'armée, et, s'il y a lieu, aux vice-amiraux, commandant en chef, préfets maritimes, pour toutes les affaires où l'intervention de l'autorité militaire ou maritime peut être nécessaire.

Ils fournissent périodiquement un rapport sur le fonctionnement du service dans leur circonscription.

10. Les délégués aux armées ne prennent aucune mesure, de quelque nature qu'elle soit, sans avoir préalablement obtenu l'assentiment des chefs militaires ; ils se conforment à tout ordre concernant le service que ces chefs leur adressent, soit directement, soit par l'intermédiaire des directeurs du service de santé.

La correspondance adressée par les délégués au général commandant passe par l'intermédiaire des directeurs du service de santé.

11. Aux armées, le personnel de la Société porte un uniforme déterminé par le ministre de la guerre sur les propositions de ladite Société.

Le même personnel est autorisé à porter le brassard institué en vertu de l'article 7 de la convention de Genève, en date du 22 août 1864, dans les conditions déterminées par les règlements de ladite Société.

Les brassards sont exclusivement délivrés par le directeur du service de santé de la région et revêtus de son cachet et du numéro de série de la région, sur la production du contrôle nominatif du personnel indiqué à l'article 6.

Il est délivré en même temps une carte nominative qui porte le même numéro que le brassard et qui est signée par le délégué régional et par le directeur du service de santé. Tout porteur de brassard doit être constamment muni de cette carte.

12. A l'intérieur et aux armées, aucun établissement hospitalier ne peut être créé par la Société de secours sans une entente préalable avec l'autorité militaire, au sujet de l'importance à donner à l'établissement, et du choix de son emplacement.

La fermeture d'un établissement reste soumise à la même formalité d'entente préalable. Aux armées, la clôture ne peut être prononcée que par le ministre ou par les généraux commandant en chef.

13. La Société de secours se procure, pour chaque établissement qu'elle crée, le matériel nécessaire à l'exécution du service.

Toutefois, si l'organisation d'un établissement re-

connu indispensable ne peut être effectuée faute de
certaines ressources en matériel, l'Administration de
la guerre peut mettre exceptionnellement à la disposition de la Société, à titre de prêt, tout ou partie de
ce matériel.

Dans ce cas, la Société demeure responsable du
matériel prêté, dont il est dressé contradictoirement
un inventaire évaluatif en triple expédition.

L'une de ces expéditions reste entre les mains du
délégué régional; la seconde est déposée dans les archives de l'Administration militaire locale, et la troisième est adressée au ministre de la guerre.

14. Dans les localités où la Société de secours crée
des établissements hospitaliers, elle est tenue de fournir, avec ses propres ressources, les denrées et objets
de consommation nécessaires au traitement des malades.

Par exception, si la Société desservait des établissements dans une place investie où les ressources lui
feraient défaut, l'Administration militaire pourrait
lui fournir les denrées et objets de consommation reconnus nécessaires.

Ces fournitures délivrées sur bons régulièrement
établis et visés par le sous-intendant militaire,
seraient effectuées contre remboursement par la Société dans la limite de ses ressources financières.

15. L'autorité militaire détermine les catégories de
blessés et de malades dont le traitement peut avoir
lieu dans les établissements desservis par la Société.

16. Les conditions de traitement des malades admis

dans les établissements desservis par la Société de
secours, en ce qui concerne le régime alimentaire, les
prescriptions et le fonctionnement du service intérieur
doivent, autant que possible, se rapprocher des règles
fixées par le règlement sur le service de santé.

Le soin de régler cette partie du service appartient
au délégué régional ou à ses représentants.

Néanmoins, tous les établissements créés par la Société de secours demeurent placés, au point de vue
du contrôle et de la discipline, sous la surveillance de
l'autorité militaire ; au point de vue de l'hygiène et de
l'exécution du service, sous celle du directeur du service de santé de la région, ou de son délégué.

Les obligations et les attributions des employés
comptables des établissements desservis par la Société
sont, en ce qui concerne les décès, les mêmes que
celles des comptables des ambulances et des hôpitaux
militaires.

17. La Société de secours reçoit de l'Administration
de la guerre par journée de malade traité dans ses
établissements, à titre de part contributive de l'Etat,
une indemnité fixe de 1 franc.

Cette indemnité n'est pas due pour les journées de
sortie par guérison.

La Société reste chargée de faire procéder à ses
frais à l'inhumation des militaires décédés dans ses
établissements, ainsi qu'à la célébration du service
mortuaire.

La même indemnité journalière de 1 franc est accordée à la Société pour tout militaire évacué dans un
train sanitaire permanent, organisé par elle.

18. Les délégations des sociétés de secours étrangères ne pourront être admises à fonctionner concurremment avec la Société française que sur une autorisation du ministre de la guerre, et avec la réserve de se placer sous la direction de cette Société.

19. Les règlements et instructions ministérielles sur le service de santé, pourvoiront à la complète exécution des dispositions contenues dans le présent décret.

20. Les dispositions du présent décret sont, en tenant compte de la spécialité du service maritime, applicables dans les ports militaires, dans les colonies, ainsi que dans les pays étrangers, pendant les expéditions maritimes.

21. Sont abrogées toutes les dispositions des décrets et règlements contraires au présent décret.

22. Le ministre de la guerre et le ministre de la marine et des colonies sont chargés, chacun en ce qui le concerne, de l'exécution du présent décret.

APPENDICE N° 1

RAPPORT

D'INSPECTION GÉNÉRALE DES CORPS DE TROUPE

TITRE PREMIER

EXPOSITION DE L'ÉTAT SANITAIRE DU CORPS DEPUIS LA DERNIÈRE
INSPECTION GÉNÉRALE

du 1er juin au 31 mai.

§ Ier. — Indiquer d'une manière précise :

1° L'effectif moyen du corps depuis la dernière inspection;

2° Le nombre total des malades, fiévreux, blessés, vénériens, envoyés aux hôpitaux, le nombre actuel, ainsi que le maximum et le minimum de ces affections;

3° Les mêmes indications pour les malades à l'infirmerie;

4° Les mêmes indications pour les malades à la chambre.

§ II. — Nombre des décès, des congés de convalescence, des envois aux eaux minérales, des congés de réforme n° 1 et n° 2, enfin des changements d'armes.

Nombre et état de santé des hommes qui ont quitté le corps par libération.

§ III. — Quelles maladies ont dominé pendant la période entière et aux différentes saisons.

Indiquer les épidémies s'il s'en est développé.

§ IV. — Comparer l'état sanitaire du corps pendant l'année qui vient de s'écouler, avec celui des années antérieures et indiquer les différences favorables ou contraires qui résultent de cette comparaison.

§ VIII. — *Influence exercée par les logements chez l'habitant* : remarques sur la propreté et la convenance des lieux de logement et sur la surveillance que l'autorité municipale y exerce, maladies qui ont été spécialement rapportées à cette cause.

TITRE II

EXÉCUTION DU SERVICE DE SANTÉ DEPUIS LA DERNIÈRE INSPECTION

§ Ier. — *Infirmerie régimentaire.* Porter son attention :

1º Sur la salubrité des chambres, leur situation;

2º Sur le mobilier, fourneaux, baignoires, bassines; vases pour bains locaux etc., indiquer les objets dont il se compose ;

3º Sur les dispositions prises pour y maintenir la discipline et faire exécuter les prescriptions;

4º Sur le régime de l'infirmerie : comment est-il réglé? Est-il susceptible d'amélioration ?

§ II. — *Salle des convalescents.* Nombre des hommes qui y ont été admis, nombre des rechutes et durée moyenne du séjour, régime suivi par les hommes, moyens de maintenir l'ordre et d'assurer la surveillance.

Appréciation de cette institution, résultat qu'elle a produit relativement au nombre des rechutes, à la durée du séjour des malades à l'hôpital.

§ III. — *Matériel d'ambulance.* Sacs, sacoches, cantines, paniers, chargements des voitures médicales). Ce matériel existe-t-il? Est-t-il complet? A-t-il besoin de réparation ou d'extension?

§ IV. — *Exemptions du service.* Surveillance des officiers du corps de santé et concours des officiers de l'arme, relativement aux militaires qui peuvent en avoir besoin, afin d'assurer l'usage opportun et de prévenir l'abus des exemptions de service.

§ V. — *Moyens employés pour assurer la propreté du corps, spécialement celle de la bouche et des pieds.* Bains chauds à l'usage de la troupe, installation, fonctionnement, résultats; amélioration dont ils sont susceptibles.

§ VI. — *Vaccinations.* Sur combien d'hommes cette opération a-t-elle été nécessaire depuis la dernière inspection? A-t-on pu se procurer facilement et conserver du vaccin? Moyens employés à cet effet. Nombre d'hommes atteints de variole au corps après avoir été déjà vaccinés ou variolés.

TITRE III

CAUSES QUI ONT INFLUÉ SUR L'ÉTAT SANITAIRE DU CORPS

§ I. — Rappeler les circonstances à l'action desquelles le régiment a été soumis durant l'année précédente et dont il a pu conserver l'impression.

§ II. — *Recrutement.* Constitution générale des militaires nouvellement incorporés. Précautions prises pour les habituer à leur nouveau genre de vie et aux exercices de l'arme.

§ III. — Influence du climat de la contrée en général, et de la localité en particulier sur la santé du régiment, en se fondant sur la topographie médicale.

§ IV. —*Influence exercée par les casernements* : indiquer la situation des casernes et les conditions de salubrité qui en résultent. Signaler les dispositions intérieures, qui ont pu être nuisibles. Porter spécialement son attention :

1° Sur la capacité, l'aération des chambres, leur propreté, leur degré de température, leur humidité;

2° Sur les latrines ;

3° Sur les baquets ;

4° Sur les salles de police et prisons; .

5° Sur les cuisines.

6° Sur les cantines et les denrées qui s'y débitent.

§ V. — *Influence exercée par l'hôpital civil ou militaire.* Porter son attention :

1° Sur l'éloignement de cet établissement;

2° Sur sa situation et les conditions de salubrité des locaux;

3° Sur les soins que les malades reçoivent et les traitements curatifs auxquels ils sont soumis.

§ VI. — *Influence exercée par les marches, les exercices, les expéditions, les combats, la gymnastique, le tir à la cible,* etc. Donner des détails précis sur les accidents qui ont pu se produire dans ces différents cas.

§ VII. — *Influence exercée par le régime.* Porter son attention :

1° Sur le pain, la viande, les légumes, sur la préparation des aliments et sur la surveillance dont les cuisines ont dû être l'objet;

2° Sur les boissons. Qualité des eaux, qualité des boissons fermentées, liquides mélangés à l'eau pendant la chaleur, et si le mélange se consomme aux repas.

Effets observés.

§ VII. — *Prophylaxie de la syphilis.* Visites sanitaires, époques auxquelles elles ont lieu.

Les dispositions prescrites par la circulaire du 1er mai 1842 sont-elles exécutées? Les filles publiques sont-elles inscrites à la police du lieu, surveillées? régulièrement et efficacement visitées? Les médecins du corps ont-ils été appelés à concourir à cette visite?

Résultat du concours.

§ VIII. — *Surveillance des bains de rivière*. Les bains ont-ils été pris? A quelles époques? Quelles influence ont-ils exercé sur la santé? Mesures adoptées pour prévenir les accidents.

TITRE IV

OBSERVATIONS GÉNÉRALES, PROPOSITIONS DIVERSES D'AMÉLIORATIONS

Dans cet article, l'attention du médecin se portera spécialement :

1° Sur l'habillement. Il exposera les résultats de ses remarques concernant la coiffure, le col ou la cravate, la tunique ou le dolman, le pantalon, le mode de chaussures, etc;

2° Sur l'équipement;

3° Sur les exercices, les manœuvres, les marches, la gymnastique;

4° Sur la propreté des locaux et des personnes, sur les moyens d'assurer la salubrité et l'aération facile des chambres, des cuisines, des salles de police, des prisons, etc;

5° Sur le logement du soldat en route.

N. B. — Pour ce dernier titre, les médecins ne perdront pas de vue, d'une part, qu'ils n'ont à s'occuper des sujets qu'il comprend, qu'en ce qui concerne l'hygiène et la santé du soldat; en second lieu, qu'ils doivent motiver avec soin, d'après les faits qu'ils auraient observés et qu'ils citeraient à l'appui, les modifications de toute nature qu'ils jugeront utiles de proposer.

Le médecin-chef de service, peut ajouter, à ce programme de rigueur, les observations non prévues, que son expérience, la position spéciale du corps, les localités qu'il occupe lui suggèreront.

Ce rapport est visé par le chef de corps qui le remet à l'inspecteur général. Il devra porter en tête l'indication de la place, le numéro du régiment, les nom et prénoms du médecin-major, l'année de l'inspection.

Il sera établi sur papier format couronne hauteur 37 c. largeur 23 c.

APPENDICE N° 2

NOMENCLATURE DES MALADIES

POUR

L'ÉTABLISSEMENT DE LA STATISTIQUE

(Instruction du 29 septembre 1882)

Les maladies marquées d'un (*) sont traitées à l'Infirmerie.
(10 mars 1884).

DIVISIONS GÉNÉRALES

1º MALADIES GÉNÉRALES.
2º MALADIES LOCALES.

          A. des appareils cérébro-spinal et nerveux.
          B. de l'appareil respiratoire.
          C. de l'appareil circulatoire.
          D. de l'appareil digestif et de ses annexes.
          E. de l'appareil génito-urinaire.
          F. des os.
          G. des articulations.
          H. des organes de la vision.
          I. de l'oreille.
          J. de la peau et du tissu cellulaire.
          K. des muscles, tendons et aponévroses.

3º LÉSIONS TRAUMATIQUES (non compris les suicides et accidents).
4º SUICIDES ET TENTATIVES DE SUICIDE.
5º MORTS ACCIDENTELLES.
6º MALADIES NON CLASSÉES.

Pour mémoire : MALADIES EN OBSERVATION.
SIMULATEURS.
MALADIES INCONNUES.

1º MALADIES GÉNÉRALES

Section première

FIÈVRES

1. Fièvre continue.
2.   —   gastrique et bilieuse.
3.   —   catarrhale (grippe).
4.   —   typhoïde.
5. Typhus exanthématique.
6. Fièvres éruptives : *a.* variole.
                       b. varioloïde.
                       c. varicelle.
                       d. rougeole.
                       e. roséole.
                       f. scarlatine.
                       g. suette miliaire.
7. Fièvres intermittentes (*).
8. Fièvres rémittentes et cachexie palustre.
8 *bis.* Choléra.

MALADIES VIRULENTES

9. Syphilis : *a.* primitive (*).
             b. secondaire (*).
             c. tertiaire.
10. Chancre mou : *a.* simple (*).
                  b. compliqué (adhénite vénérienne (*).
11. Morve.
12. Pustule maligne.
13. Charbon.
14. Rage.

MALADIES DIATHÉSIQUES

15. Rhumatisme (*).
16. Goutte.
17. Tuberculose.
18. Scrofulose.
19. Cancer.

MALADIES PAR ALTÉRATION DU SANG

20. Anémie.
21. Purpura.
22. Scorbut.
23. Albuminurie.
24. Diabète.
25. Pyohémie et septicémie.
26. Hémophilie.

MALADIES PAR EMPOISONNEMENT

27. Alcoolisme.
28. Intoxication saturnine.

2º MALADIES LOCALES

A. DE L'APPAREIL NERVEUX ET CÉRÉBRO-SPINAL

Section deuxième

29. Méningite.
30. Méningite cérébro-spinale.
31. Congestion cérébrale.
31 *bis*. Insolation.
32. Hémorrhagie cérébrale et méningée.
33. Encéphalite.
34. Paralysie générale progressive.
35. Ramollissement.
36. Tumeurs cérébrales et méningées.
37. Myélite : *a*. aiguë.
        b. chronique.
38. Scléroses.
39. Atrophie musculaire progressive
40. Névrite.
41. Névralgies (dentaires) (*).
42. Paralysies.
43. Tétanos.
44. Epilepsie.
45. Nostalgie.
46 Aliénation mentale.

B. De l'appareil respiratoire

Section troisième

47. Coryza (*).
48. Ozène.
49. Polypes.
50. Laryngite : a. simple (*).
              b. œdémateuse.
              c. pseudo-membraneuse.
51. Corps étrangers dans le larynx.
52. Goître.
53. Bronchite : a. aiguë (*).
              b. chronique non tuberculeuse.
              c. capillaire.
54. Congestion pulmonaire.
55. Apoplexie pulmonaire.
56. Hémoptysie non tuberculeuse.
57. Pneumonie : a. aiguë.
              b. chronique.
58. Gangrène pulmonaire.
59. OEdème pulmonaire.
60. Emphysème pulmonaire.
61. Pleurésie : a. aiguë.
              b. chronique.
62. Hydrothorax.
63. Pneumothorax.
64. Empyème.
65. Asphyxie.

C. De l'appareil circulatoire et lympathique

Section quatrième

66. Affections aiguës du cœur : a. endocardite.
                              b. péricardite.
67. Affections chroniques du cœur : a. hypertrophie.
                                 b. dilatation.
                               c. dégénérescence graisseuse.
                               d. lésions valvulaires.

15.

68. Syncope.
69. Palpitations nerveuses (*).
70. Artérite.
71. Gangrène sénile.
72. Anévrysme.
73. Phlébite.
74. Varices.
75. Tumeurs érectiles.
76. Ulcères variqueux.
77. Lymphangite.
78. Adénite (*).

D. De l'appareil digestif et de ses annexes

Section cinquième

79. Stomatite (*).
80. Glossite.
81. Grenouillette.
82. Oreillons (*).
83. Fistule salivaire.
84. Angines : *a.* simple (*).
               b. diphthéritique.
               c. gangréneuse.
85. Œsophagite.
86. Corps étrangers dans l'œsophage.
87. Embarras gastrique (*).
88. Dyspepsie.
89. Gastrite : *a.* aiguë.
              b. chronique.
90. Hématémèse.
91. Indigestion (*).
92. Gastralgie.
93. Ulcère rond.
94. Diarrhée : *a.* aiguë (*).
              b. chronique
95. Dyssenterie : *a.* aiguë.
                 b. chronique.
96. Entéralgie.
97. Etranglement interne.
98. Hernies : *a.* simples.
             b. étranglées.
99. Tœnia.

100. Maladies du rectum : *a.* hémorrhoïdes (*).
            b. chute.
            c. polypes.
            d. corps étrangers.
101. Maladies de l'anus : *a.* abcès (*).
            b. fistules.
            c. fissures.
102. Péritonite non tuberculeuse : *a.* aiguë.
            b. chronique.
103. Ascite.
104. Congestion du foie.
105. Hépatite : *a.* aiguë.
            b. chronique.
106. Abcès du foie.
107. Ictère (*).
108. Coliques hépatiques (calculs).
109. Hydatides.
110. Affections de la rate.

E. DE L'APPAREIL GÉNITO-URINAIRE

Section sixième

111. Néphrites.
112. Gravelle.
113. Cystite : *a.* aiguë.
            b. chronique.
114. Hématurie.
115. Rétention d'urine.
116. Incontinence d'urine.
117. Calculs vésicaux.
118. Spermatorrhée.
119. Uréthrite : *a.* simple (*).
            b. blennorrhagique (*).
120. Rétrécissement de l'urèthre.
121. Abcès et fistule de l'urèthre.
122. Phimosis et paraphimosis (*).
123. Maladies de la prostate.
124. Orchite et épididymite : *a.* traumatique (*).
            b. blennorrhagique (*).
125. Hydrocèle.
126. Sarcocèle.
127. Varicocèle.

F. De l'appareil osseux (Indiquer le siège).

Section huitième.

128. Périostite.
129. Ostéopériostite.
130. Ostéomyélite.
131. Carie.
132. Nécrose.
133. Rachitisme et ostéomalacie.

G. Des articulations (Indiquer le siège).

Scétion septième.

134. Entorse (*).
135. Arthrite : *a.* aiguë.
         b. chronique.
         c. fongueuse (tumeurs blanches).
136. Corps étrangers articulaires.
137. Ankylose.

H. Des organes de la vision.

Section neuvième.

138. Maladies des paupières : *a.* blépharite (*).
         b. déformations (entropion, ectro pion, etc.).
139. Maladies des voies lacrymales :
         a. épiphora.
         b. dacriocistite { aiguë. chronique.
         c. fistules.
140. Kératites.
141. Conjonctivites : *a.* aiguë.
         b. chronique.
         c. purulente.
         d. granuleuse.
142. Iritis.
143. Irido-choroïdite.
144. Glaucome.

145. Choroïdite.
146. Cataracte.
147. Rétinites.
148. Atrophies de la papille.
149. Myopie.
150. Hypermétropie.
151. Astigmatisme.
152. Strabismes.
153. Amaurose.
154. Héméralopie (*).

I. De l'oreille.

Section dixième.

155. Otites (*).
156. Otorrhée (*).
157. Corps étrangers dans le conduit auditif.
158. Polypes de l'oreille.
159. Oblitération de la trompe d'Eustache.
160. Surdité.

Des muscles, tendons, aponévroses et bourses séreuses
(Indiquer le siège).

Section onzième.

161. Myosite et tendovaginite.
162. Inflammation des bourses séreuses.
163. Rupture musculaire et tendineuse.
164. Rétraction musculaire.
165. Hernie musculaire.

K. De la peau et du tissu cellulaire.

Section douzième.

166. Abcès (*).
167. Phlegmons (*).
168. Furoncles (*).
169. Anthrax.
170. Onyxis et ongle incarné (*).

171. Erythème (*).
172. Erysipèle (*).
173. Urticaire (*).
174. Prurigo (*).
175. Eczéma (*).
176. Impétigo (*).
177. Herpès (*).
178. Zona.
179. Lichen.
180. Ecthyma (*).
181. Psoriasis (*).
182. Lupus.
182 *bis*. Pytiriasis (*).
183. Favus.
184. Tricophytie : *a*. teigne tonsurante.
                    b. sycosis.
                    c. herpès circiné.
185. Teigne pelade.
186. Gale (*).

3o LÉSIONS TRAUMATIQUES.

Section treizième.

(Non compris les tentatives de suicides et les morts
                accidentelles).

187. Lésions de la tête : *a*. téguments du crâne (*).
                    b. fracture du crâne.
                    c. commotion cérébrale.
                    d. lésions des parties molles de la
                         face, des oreilles et du cou.
                    e. lésions des os de la face.
                    f. lésions de l'œil.
188. Lésions du cou : *a*. parties antérieures et latérales.
                    b. nuque.
                    c. vertèbres.
189. Lésions de la poitrine : *a*. parties molles des parois (*).
                    b. squelette.
                    c. plaies pénétrantes.
190. Lésions de l'abdomen : *a*. parois.
                    b. plaies pénétrantes.

191. Lésions du dos : *a.* parties molles.
                   b. colonne vertébrale.
192. Lésions du bassin : *a.* téguments et muscles.
                   b. os.
193. Lésions de la région ano-rectale.
194. Lésions des organes génitaux : *a.* pénis.
                   b. scrotum et testicules.
195. Lésions de l'épaule et de
    la région claviculaire :
                  a. parties molles (*).
                  b. fracture.
                  c. luxation (*).
                  d. plaie pénétrante de l'arti-
                       ticulation.
196. Lésions du bras : *a.* parties molles (*).
                b. fracture.
197. Lésions du coude : *a.* parties molles (*).
                 b. fracture.
                 c. luxation.
                 d. plaie pénétrante de l'articulation.
198. Lésions de l'avant-bras : *a.* parties molles (*).
                   b. fractures.
199. Lésions du poignet : *a.* parties molles (*).
                b. fracture.
                c. luxation.
                d. plaie pénétrante de l'articulation.
200. Lésions de la main : *a.* parties molles (*).
                b. fracture.
                c. luxation.
                d. plaie articulaire.
201. Lésions des doigts : *a.* parties molles (*).
                b. fracture.
                c. luxation.
                d. plaie articulaire.
202. Lésions de la hanche : *a.* parties molles (*).
                b. fracture.
                c. luxation.
                d. plaie articulaire.
203. Lésions de la cuisse : *a.* parties molles (*).
                b. fracture.
204. Lésions du genou : *a.* parties molles (*).
                b. fracture.
                c. luxation.
                d. plaie articulaire.

205. Lésions de la jambe : *a*. parties molles (*).
                           b. fracture.
206. Lésions du pied : *a*. parties molles (*).
                       b. fracture.
                       c. luxation.
                       d. plaie pénétrante.
207. Lésions des orteils : *a*. parties molles (*).
                       b. fracture.
                       c. luxation.

4° SUICIDES ET TENTATIVES DE SUICIDE.

Section quatorzième.

208. Suicide par coup de feu.
209.   —   arme blanche.
210.   —   asphyxie.
211.   —   submersion.
212.   —   strangulation.
213.   —   empoisonnement.
214.   —   précipitation.

5° MORT VIOLENTE.

215. Tués à l'ennemi.
216. Assassinés.
217. Exécutés.
218. Morts par accidents (Indiquer la cause).

6° MALADIES NON CLASSÉES.

219. Brûlures (superficielles) (*).
220. Congélations (superficielles) (*).
221. Ulcères.
222. Fistules.
223. Tumeurs.
224. Pourriture d'hôpital.
225. Gangrène.
226. Simulateurs.
227. Malades en observation.

APPENDICE N° 3

TABLEAU

De la classification des infirmités ouvrant des droits à la pension suivant les catégories fixées par les lois des 11 et 18 avril 1831.

NUMÉROS d'ordre.	DÉSIGNATION DES LÉSIONS ORGANIQUES par suite de blessures ou d'infirmités provenant d'événements de guerre ou d'accidents éprouvés dans un service commandé ou des fatigues ou dangers du service militaire.	ASSIMILATION des lésions aux catégories établies par la loi.
1	Les cicatrices profondes et adhérentes, suites de pertes de substance commune au cuir chevelu et aux os du crâne.......................	5° ou 6° classe, si elles coïncident ou non avec des accidents cérébraux.
2	Les pertes de substance intéressant les os du crâne dans toute leur épaisseur, telles que celles qui résultent de l'application d'une ou plusieurs couronnes de trépan nécessitée par des fractures avec esquilles, des épanchements ou l'introduction de corps étrangère à travers les parois osseuses	5° classe.
3	Les déviations traumatiques de la colonne vertébrale avec gêne plus ou moins prononcée dans les mouvements du tronc...................	5° ou 6° classe, selon la gravité.
4	Les paralysies traumatiques................	5° classe.
5	L'hémiplégie produite par une cause vulnérante ou une attaque d'apoplexie............	4° classe.
6	La paraplégie avec ou sans paralysie concomittante de la vessie ou du rectum, suite d'une chute sur les reins ou sur le siège ou d'une lésion commune au corps des vertèbres et à la moelle épinière............................,	4° classe.

NUMÉROS d'ordre.	DÉSIGNATION DES LÉSIONS ORGANIQUES par suite de blessures ou d'infirmités provenant d'événements de guerre ou d'accidents éprouvés dans un service commandé ou des fatigues ou dangers du service militaire,	ASSIMILATION des lésions aux catégories établies par la loi.
7	La paraplégie, suite d'une myélite ou autre altération du système nerveux rachidien........	4° classe.
8	L'épilepsie, la chorée, la manie ou autres altérations des fonctions cérébrales occasionnées par des coups, des chutes sur la tête ou des fortes commotions du système nerveux.............	5° ou 6° classe, selon la gravité.
9	La névralgie faciale *(tic douloureux)* de cause traumatique....................	6° classe.
10	La perte du pavillon de l'oreille ou l'oblitération de l'un des conduits auditifs, ou encore la perforation du tympan coïncidant avec une surdité complète de l'une des oreilles........	6° classe.
11	La surdité complète des deux côtés........	5° classe.
12	La désorganisation du globe de l'œil primitive ou consécutive à la perte de la vision de l'un ou de l'autre côté....................	5° classe.
13	La perte de la vue d'un seul côté sans désorganisation du globe de l'œil..................	6° classe.
14	L'affaiblissement graduel de la vision résultant de l'altération des membranes ou des milieux de l'œil..................	5° ou 6° classe, selon la gravité.
15	L'ophthalmie chronique avec ulcération au bord libre des paupières, taie sur la cornée, staphylôme de cette membrane, de la sclérotique ou de l'iris................	6° classe.
16	Les maladies des voies lacrymales graves et incurables................	6° classe.
17	Les brûlures de la face suivies de cicatrices bridées et difformes qui ont changé les rapports des organes et altéré plus ou moins leurs fonctions................	5° ou 6° classe, selon la gravité.
18	La perte totale du nez, la difformité accidentelle du nez susceptible de gêner considérablement la respiration ou la prononciation........	6° classe.
19	La difformité irrémédiable de l'une ou de l'autre mâchoire par suite de perte de substance, de nécrose ou de quelque autre lésion capable d'empêcher la mastication et de nuire au libre exercice de la parole..................	5° ou 6° classe, selon la gravité.

NUMÉROS d'ordre.	DÉSIGNATION DES LÉSIONS ORGANIQUES par suite de blessures ou d'infirmités provenant d'événements de guerre ou d'accidents éprouvés dans un service commandé ou des fatigues ou dangers du service militaire.	ASSIMILATION des lésions aux catégories établies par la loi.
20	Les lésions traumatiques graves du sinus maxillaire............................	6° classe.
21	La perforation de la voûte palatine, la division complète ou la destruction du voile du palais, d'où résulte une altération notable de la déglutition et de la parole ou de la voix............	5° ou 6° classe, selon la gravité.
22	Les lésions traumatiques de la langue susceptibles de nuire à la déglutition ou à l'articulation des sons....................	6° classe.
23	Les fistules salivaires de cause traumatique graves et incurables....................	6° classe.
24	Les fistules en un point quelconque du conduit aérien reconnues incurables...............	5° ou 6° classe, selon la gravité.
25	La phthisie laryngée ou pulmonaire indépendante de toute prédisposition constitutionnelle..	5° classe.
26	Les fistules ou les déformations thoraciques consécutives à des épanchements pleuraux:.....	5° ou 6° classe, selon la gravité.
27	Les altérations organiques du cœur ou des gros vaisseaux d'origine traumatique ou résultant des fatigues du service...................	5° classe.
28	Les affections chroniques de l'estomac, de longue durée, et résultant des fatigues du service.	5° classe, quand il y a dépérissement prononcé; 6° classe, hors ce degré de gravité.
29	Les maladies chroniques de l'intestin, telles que : dyssenterie, diarrhée, etc., déterminées par l'influence des climats chauds............	5° ou 6° classe, selon la gravité.
30	Les rétrécissements incurables du rectum ou de son orifice, avec gêne dans la défécation, par suite de blessures à la marge de l'anus ou consécutifs à la dyssenterie des pays chauds......	6° classe.
31	Le flux du sang hémorrhoïdal considérable provenant des influences tropicales avec malaise habituel, faiblesse et dépérissement notable contre lesquels les moyens curatifs sont restés inefficaces....................	6° classe.
32	Les affections chroniques du foie déterminées par l'influence des climats chauds ou par les fatigues du service........................	5° ou 6° classe, selon la gravité.

NUMÉROS d'ordre.	DÉSIGNATION DES LÉSIONS ORGANIQUES par suite de blessures ou d'infirmités provenant d'événements de guerre ou d'accidents éprouvés dans un service commandé ou des fatigues ou dangers du service militaire.	ASSIMILATION des lésions aux catégories établies par la loi.
33	L'engorgement de la rate, l'hypertrophie avec trouble dans les fonctions digestives et dépérissement progressif dépendant de fièvres rebelles, telles que celles contractées en Afrique ou aux colonies	5° ou 6° classe, selon la gravité.
34	L'hydropisie symptomatique d'une maladie organique de quelqu'un des viscères abdominaux ou l'hydrothorax, contractée dans les conditions déterminées par les paragraphes précédents.	6° classe.
35	L'anus contre nature......................	5° classe.
36	La hernie ventrale *(éventration)*............	5° ou 6° classe, selon la gravité.
37	Les hernies inguinales ou crurales, simples ou doubles, irréductibles ou ne pouvant être contenues sans danger en raison du volume qu'elles ont acquis ou des adhérences qu'elles ont contractées....	6° classe, quand elles proviennent manifestement d'accidents de guerre.
38	La pierre, lorsqu'elle reconnaît pour cause un corps étranger introduit dans la vessie par un coup de feu.......................	5° classe.
39	L'incontinence ou la rétention d'urine, ayant pour cause des lésions physiques à la vessie ou au canal de l'urèthre.......................	5° ou 6° classe, selon la gravité.
40	Les fistules urinaires provenant d'une cause vulnérante.......................	5° ou 6° classe, selon la gravité.
41	L'hématurie habituelle ou fréquente	6° classe.
42	La perte totale des organes sexuels ou du pénis et des testicules isolément, par suite des blessures.......................	5° ou 6° classe, selon la gravité.
43	L'hydrocèle ancienne volumineuse, résultant d'une cause vulnérante ou des fatigues du service	6° classe.
44	Les anévrysmes affectant les artères principales des membres.......................	5° classe.
45	Les varices multipliées et volumineuses, quand elles se sont ouvertes à plusieurs reprises.......	6° classe.
46	La rétraction des membres produite par des cicatrices adhérentes et profondes	5° ou 6° classe, selon la gravité.

NUMÉROS d'ordre.	DÉSIGNATION DES LÉSIONS ORGANIQUES par suite de blessures ou d'infirmités provenant d'événements de guerre ou d'accidents éprouvés dans un service commandé ou des fatigues ou dangers du service militaire.	ASSIMILATION des lésions aux catégories établies par la loi.
47	L'atrophie incomplète d'un membre................	6° classe.
48	Les fractures compliquées des membres inférieurs ou supérieurs, vicieusement consolidées................................	6° classe.
49	Les fausses articulations en un point quelconque de la continuité des membres fracturés.....	5° classe.
50	L'arthrite chronique, d'origine traumatique des grandes articulations....................	5° ou 6° classe, selon la gravité.
51	Le rhumatisme chronique avec déformation des articulations ou atrophie des muscles.......	6° classe.
52	Les résections des grandes articulations.....	5° ou 6° classe, selon le degré d'utilité du membre conservé.
53	La luxation devenue irréductible ou l'ankylose complète de l'articulation scapulo-humérale.....	5° classe.
54	La luxation devenue irréductible ou l'ankylose complète de l'articulation huméro-cubitale avec extension (5° classe) ou flexion permanente (6° classe) de l'avant-bras sur le bras..........	5° ou 6° classe, selon la gravité.
55	L'ankylose complète du poignet............	6° classe.
56	La perte du pouce avec ou sans destruction simultanée du premier os du métacarpe........	5° classe.
57	La perte de deux doigts de la même main.....	5° classe.
58	La flexion ou l'extension permanente de plusieurs doigts (6° classe) et de tous les doigts (5° classe)...........................	5° ou 6° classe, selon le cas.
59	La luxation devenue irréductible ou l'ankylose complète de l'articulation coxo-fémorale.......	5° classe.
60	La luxation devenue irréductible ou l'ankylose complète du genou avec flexion (5° classe) ou extension permanente (6° classe) de la jambe sur la cuisse...............................	5° ou 6° classe, selon le cas.
61	L'ankylose complète ou incomplète du pied avec ou sans changement de rapport des os.....	5° ou 6° classe, selon la gravité.

NUMÉROS d'ordre.	DÉSIGNATION DES LÉSIONS ORGANIQUES par suite de blessures ou d'infirmités provenant d'événements de guerre ou d'accidents éprouvés dans un service commandé ou des fatigues ou dangers du service militaire.	ASSIMILATION des lésions aux catégories établies par la loi.
62	La perte du gros orteil avec ou sans destruction du premier os du métatarse....................	5° ou 6° classe, selon le cas.
63	La perte de deux orteil au même pied.........	6° classe.
64	La perte totale des orteils, par suite de congélation ou d'écrasement ou de quelque autre cause que ce soit se rattachant au service.......	5° classe.
65	Les pertes de substance, suites de plaies par arrachement qui n'ont pas seulement changé la forme, mais détruit l'organisation des parties...	5° ou 6° classe, selon la gravité.
66	Les caries profondes et les nécroses étendues d'origine traumatique.........................	5° ou 6° classe, selon la gravité.
67	Les abcès par congestion, quel qu'en soit le siège..................................	5° ou 6° classe, selon la gravité.
68	Les lèpres et éléphantiasis des pays chauds...	5° ou 6° classe, selon la gravité.

Paris, le 9 décembre 1878.

Les Membres de la Commission,

LEGOUEST, ROCHARD, WALTHER, BAIZEAU.

Le Secrétaire,

ROCHEFORT.

APPENDICE N° 4

TARIF ALIMENTAIRE

DES HOPITAUX MILITAIRES

Les malades sont traités suivant un des régimes :

Diète absolue ;
Régime maigre ;
Régime gras ;
Régime mixte.

La nature du régime est fixée sur l'allocation de viande, qu'elle soit consommée ou non par les malades.

Le matin, le régime est maigre ou mixte ;

Le soir, il est maigre ou gras.

Le régime maigre est toujours prescrit pour les deux repas.

Le régime mixte du matin est gras le soir.

Le malade est à la diète absolue quand il ne reçoit ni pain ni aliments, mais seulement des boissons alimentaires.

Il est au régime maigre quand il perçoit tou

autre aliment que de la viande ou du bouillon gras.

Il est au régime gras quand il reçoit de la viande ou du bouillon, de la soupe ou un potage sans viande.

Il est au régime mixte le matin seulement, quand il lui est alloué à la fois de la viande rôtie ou apprêtée et du bouillon, de la soupe ou potage maigre ou au lait.

Les entrants sont nourris sur bon du médecin de garde toujours au régime maigre.

Même espèce d'aliments pour officiers et soldats.

Le régime ordinaire du soldat se compose au maximum, outre le pain et la soupe de quatre portions sur un ou deux aliments.

Il est le même pour les sous-officiers, mais augmenté à chaque repas, à titre de supplément d'un dessert à deux portions.

Dans toutes les positions, le régime de l'officier est égal à un maximum de la plus forte prescription faite au soldat, à laquelle il est ajouté, à titre de supplément à chaque repas :

1° Pain : une portion ;

2° Aliments légers ou particuliers : deux aliments à quatre portions ou quatre aliments à deux portions ;

3° Fromage pour dessert à deux portions ;

4° Vin, portion égale à celle prescrite au régime ordinaire.

Même régime pour les officiers supérieurs avec une allocation supplémentaire d'un aliment léger ou particulier à deux portions.

Les boissons alimentaires sont prescrites séparément, indépendamment des aliments et même à la diète absolue.

La viande prescrite est distribuée rôtie ou en ragoût le matin, et bouillie le soir ; seules les côtelettes, qui ne se donnent qu'à un malade sur dix, sont distribuées grillées le matin et le soir aux malades à deux portions et au-dessous ; elles sont prélevées sur les viandes à mettre en rôti ou en ragoût le matin, ou sur la viande à mettre à la marmite le soir.

La quantité d'eau à mettre à la marmite est fixée au maximum de 2 litres 75 pour un kilogramme de viande. Avec cette quantité, il sera toujours possible de conserver, pour les malades à la diète de pain, un certain nombre de bouillons gras pour les repas du lendemain.

Ces bouillons ne doivent pas figurer sur les relevés particuliers.

Les dérogations au tarif ne sont autorisées que par les directeurs du service de santé.

Le rendement de la viande rôtie est fixé à 50 p. 100 ; celui de la viande bouillie à 40 p. 100 au minimum.

Pour ne pas laisser, après la distribution, de la viande bouillie sans emploi, les médecins traitants devront, autant que possible, diminuer dans leurs prescriptions le nombre des régimes gras sans viande.

Le pain entier est de 1 kil. 320 gr.

4 portions, c'est le 1/4 soit 0,330 grammes.
2 portions, le 1/8 soit 0,165
1 portion, le 1/16 soit 0,0825
1/2 portion, le 1/32 soit 0,04125

RÉGIMES ordinaires	4 PORTIONS		3 PORTIONS		2 PORTIONS		1 PORTION		1/2 PORTION		DIÈTE DE PAIN		DIÈTE ABSOLUE	OBSERVATIONS
	Composition	Quantités	Composition	Quantités	Composition	Quantités	Composition	Quantités	Composition	Quantités	Composition	Quantités		
Soupe maigre et viande rôtie ou apprêtée au repas du matin. Soupe grasse et viande bouillie au repas du soir.	Pain...... Soupe grasse ou maigre Viande bouillie, rôtie ou apprêtée Légumes à 4 portions... ou : Pain... Soupe grasse ou maigre Viande bouillie, rôtie ou apprêtée...	0.330 0.375 0.070 0.250 0.330 0.375 0.140	Pain...... Soupe grasse ou maigre Viande bouillie, rôtie ou apprêtée Légumes à 4 portions... ou: Pain... Soupe grasse ou maigre Viande bouillie, rôtie ou apprêtée...	0.2475 0.375 0.050 0.250 0.2475 0.375 0.105	Pain.... Soupe grasse ou maigre Viande bouillie, rôtie ou apprêtée Légumes à 2 portions... ou: Pain... Soupe grasse ou maigre Viande bouillie, rôtie ou apprêtée... Même régime et aliment léger...	0.165 0.375 0.070 0.125 0.165 0.375 0.070 2 P.	Pain.... Soupe grasse ou maigre V. bouillie, rôtie ou apprêtée.... Légumes à 2 portions.. ou : Pain... Soupe grasse ou maigre V. bouillie, rôtie ou apprêtée.... ou même régime et aliment léger, ou même régime, ou côtelette en place de viande à un des 2 repas. Régime gras sans viande Pain... Soupe gr., m., légumes ou aliment léger .. ou 2 alim. légers .. ou même régime avec potage gras remplaçant la soupe...	0.0825 0.375 0.035 0.125 0.0825 0.375 0.035 2 P. 1 P. 4 P. 2 P.	Pain...... Soupe grasse ou maigre Légumes à 3 portions.. ou : Pain... Soupe grasse ou maigre Légumes ou alim. léger ou 2 alim. légers à.... ou même régime avec potage gras remplaçant la soupe. R. maigre, Même régime et potage maigre ou au lait remplaçant la soupe, ou même régime avec aliments particuliers gras ou maigres.	0.0412 0.375 0.125 0.4120 0.375	régime gras Bouillon ou potage gras, Alim. léger 2 aliments légers.... ou bouillon ou potage gras à 4 p. ou 3 p. sans aliment léger ou aliment léger sans potage à.... ou 2 aliments légers à.... R. maigre Même régime avec potage maigre ou au lait matin et soir ou soupe ou bouillon maigre, ou même régime ou aliments particuliers gras ou maigres, ou bouillon gras ou maigre 4 par jour. Les potages peuvent être prescrits à 2 portions.	0.375 4 P. 2 P. 1 P. 4 P. 2 P.	Selon la prescription vin ou autre boisson alimentaire.	Le régime ordinaire pourra ne s'inscrire sur les cahiers de visite que par les signes indicatifs des quantités de pain, 4, 3, 2, 1, 1/2.
Variétés...														A tous les degrés du régime alimentaire, le médecin peut supprimer sans compensation un des aliments, quand il le juge utile.

Les aliments particuliers ne doivent être prescrits qu'avec une réserve excessive. léger prescrite à 1 p. et au-dessous, au régime maigre : à 1 p. ou 1/2 p., ou bouillon peut être prescrit en place de ou m. A 1 p. et au-dessous. Aliments légers

La volaille, aliment régime gr. sans viande diète de pain, le soupe ou potage gr. des 2 catégories.

NOTE Potages exception aux soldats et sous-officiers; en remplacement de la soupe aux officiers sans exception. Sous-officiers et soldats : aliments légers 1re catégorie.

NOTE Potages exception aux soldats et sous-officiers; en remplacement de la soupe aux officiers sans exception. Côtelettes le matin ou le soir. 1/10 de l'effectif général.

Le chocolat, le café au lait, même un potage, peuvent être distribués avant la visite du matin, sur la prescription du médecin traitant. Sans déduction de l'aliment léger du matin et, s'il y a lieu, avec 25 gr. de pain en plus de la portion.

Pour les malades à la diète de pain, on pourra mettre dans le bouillon gras ou maigre 1 ou 2 œufs.

Dans les cas spéciaux, des malades à 2 portions et au-dessous pourront recevoir un second potage en place d'un aliment.

Le vin, le lait et les autres boissons alimentaires sont prescrits séparément et indépendamment des prescriptions alimentaires.

Pour toutes les positions, le régime ordinaire des officiers est celui des soldats, plus par distribution:

1 portion de pain. — 0.0825;
2 alim. légers ou particuliers à 4 p.;
2 portions de fromage. — 0.035.

Officiers supérieurs, 1 aliment en plus.

Sous-officiers, 1 dessert à 2 portions à chaque repas : il en est de même pour les militaires non gradés des légions de gendarmerie et gendarmerie de la marine.

APPENDICE N° 5

PERMISSIONS ET CONGÉS

(Décret du 18 juin 1884)

La concession des congés et des permissions aux militaires de tous grades a été, depuis l'ordonnance du 16 janvier 1882, l'objet de plusieurs décrets, décisions et instructions qui ont successivement modifié les règles à suivre, selon la nature et la durée des congés, les autorités appelées à les accorder et la situation des militaires qui en faisaient la demande. Il a paru nécessaire au ministre de la guerre de coordonner, dans un document unique, tout ce qui se rapporte à cette partie des règlements militaires, de supprimer en même temps des formalités qui ne sont pas indispensables, et de mettre l'application des règles anciennes et nouvelles en harmonie avec l'esprit des décrets et des lois qui ont récemment changé l'organisation de l'armée. En conséquence, un rapport a été présenté au président de la République qui, le 18 juin, a signé un décret dont voici les principales dispositions.

Permissions.

Il peut être accordé des permissions d'absence pour cause de convenance personnelle; avec solde de présence ou d'absence à tous les officiers, aux fonctionnaires assimilés ou employés militaires, aux sous-officiers engagés ou commissionnés, aux militaires de la gendarmerie et hommes de troupe de tous grades des régiments de spahis; sans solde à tous les autres militaires, dans les limites fixées par le tableau[1] :

Les permissions pour aller à l'étranger ne sont accordées que par le ministre. Les permissions à titre de sursis ne sont accordées que pour quinze jours au plus.

Congés.

Les absences pour cause de santé ou de convenance personnelle, dont la durée doit dépasser trente jours, sont autorisées sous forme de congé. Les différentes espèces de congés sont : les congés pour affaires personnelles, les congés de convalescence, les congés à titre de soutien de famille, les congés pour aller faire usage des eaux, les congés pour aller à l'étranger, les congés à titre de continuation d'études; les congés renouvelables, spéciaux aux militaires du génie, détachés dans les compagnies de chemins de fer. Conformément aux dispositions contenues dans l'article 2, alinéa 4, de la loi du

[1] Voir pages 65 et 112.

13 mars 1875, hors le cas de maladie ou de convalescence, le ministre seul peut accorder les congés ou les permissions qui excèdent trente jours et prolonger les congés de quelque nature qu'ils soient : Toutefois, ses pouvoirs sont délégués d'une manière permanente, dans les conditions et les limites ci-après indiquées aux gouverneurs militaires et aux généraux commandant les corps d'armées. Les congés pour affaires personnelles sont accordés, dans la limite de trois mois, par les gouverneurs militaires et les généraux commandant les corps d'armées, aux officiers, aux fonctionnaires, aux assimilés, aux employés militaires et aux hommes de troupe de tous grades, sauf les exceptions mentionnées dans le paragraphe suivant : au-delà de trois mois, par le ministre. Le ministre seul accorde les congés pour affaires personnelles, qu'elle qu'en soit la durée; aux généraux, aux contrôleurs de l'administration de l'armée, aux intendants généraux et intendants militaires, aux médecins et pharmaciens inspecteurs, aux chefs de légion de gendarmerie, aux chefs de corps, aux directeurs du service de santé, aux officiers supérieurs, aux commandants du génie de région, aux officiers supérieurs, directeurs des différents établissements de l'artillerie, présidents de commissions d'expériences et sous-inspecteurs de forges, aux officiers supérieurs, directeurs du génie, aux médecins-chefs des hôpitaux, aux officiers supérieurs commandant une école militaire, une circonscription ou un dépôt de remonte, aux commandants des bureaux de recrutement et de mobilisation.

Les gouverneurs militaires, les généraux commandant les corps d'armée et les inspecteurs généraux d'armes, peuvent accorder des congés, sans limite de durée, aux officiers, aux fonctionnaires, aux assimilés, aux employés militaires et aux hommes de troupe en instance de retraite qui désirent attendre dans leurs foyers la liquidation de leur pension. Les congés de convalescence sont accordés, dans la limite de six mois, par les gouverneurs militaires et les généraux commandant les corps d'armée ; aux officiers, aux fonctionnaires, aux assimilés, aux employés militaires et aux hommes de troupe de tous grades ; au-delà de six mois, par le ministre. Les congés à titre de soutien de famille sont accordés, dans la limite de six mois, par les gouverneurs militaires et les généraux commandant les corps d'armée ; au-delà de six mois, par le ministre.

Les congés pour aller faire usage des eaux sont accordés, dans la limite de deux mois, par les gouverneurs militaires et les généraux commandant les corps d'armée ; aux officiers, aux fonctionnaires, aux assimilés et employés militaires de tous grades ; la solde de présence est acquise pour le temps passé aux eaux et pour les délais réglementaires de route. Les congés pour aller à l'étranger ne sont accordés que par le ministre, qui en règle les conditions au point de vue de la solde. Les pouvoirs dévolus aux gouverneurs militaires et aux généraux commandant les corps d'armée, le sont dans les mêmes conditions et sous les mêmes réserves, par délégation spéciale du ministre, en ce qui concerne le personnel placé sous leurs ordres ; aux commandants de l'école supérieure de guerre, de l'école spéciale militaire, de l'école militaire d'infanterie, de l'école polytechnique, du prytanée militaire, de l'école d'application de l'artillerie et du génie, de l'école d'application de cavalerie, de l'école de sous-officiers d'artillerie et du génie, de l'école d'application de médecine et de pharmacie militaires et de l'école d'administration.

Prolongations de permissions.

Les gouverneurs militaires, les généraux commandant les corps d'armée, les généraux de division et les généraux de brigade exerçant un commandement territorial, peuvent accorder des prolongations de permissions avec solde entière aux militaires qui se trouvent dans l'étendue du territoire placé sous leurs ordres.

En principe, ces prolongations sont réglées de façon que la durée totale de l'absence ne puisse dépasser les droits conférés à cet égard à l'autorité qui a délivré le titre de permission, ou qui délivre l'autorisation de prolongation. Tout militaire en permission doit : pour obtenir une prolongation, quelle qu'elle soit, avoir au préalable l'assentiment de son chef de corps ou de son service.

Prolongations de congés.

Les prolongations de congés sont demandées dans la même forme que les congés et accordées par les mêmes autorités. Les demandes de prolongation de permissions et de prolongation de congé pour affaires personnelles, formées par les officiers, les fonctionnaires, les assimilés ou les employés militaires du 19° corps d'armée, de la division d'occupation de Tunisie, ou faisant partie d'une armée, sont reçues et instruites par le général commandant la subdivision de région dans le territoire duquel l'officier jouit de sa permission ou de son congé; mais il ne peut être donné à ces demandes une suite favorable qu'autant qu'elles sont appuyées du consentement du commandant de l'armée, du corps d'armée (pour l'Algérie), ou de la division (pour la Tunisie), dont l'officier, le fonctionnaire, l'assimilé ou l'employé militaire fait partie. Toutefois, en cas d'urgence absolue, le ministre peut être saisi directement de la demande par le général commandant le corps d'armée sur le territoire, duquel se trouve l'intéressé, à qui il peut être donné, s'il y a lieu, l'autorisation d'attendre la solution à intervenir. Les officiers en retraite, membres des parquets militaires, peuvent obtenir du gouverneur militaire ou du général commandant le corps d'armée, des permissions ou congés, avec continuation de l'indemnité judiciaire, pour affaires personnelles, n'excédant pas une durée de trente jours. Au-delà de cette durée, les absences sont autorisées par le ministre de la guerre. Toutefois, l'indemnité judiciaire ne peut être maintenue que lorsque l'absence, supérieure à trente jours, est accordée à titre de convalescence. La même règle est applicable aux officiers en activité de service, remplissant près les parquets militaires les fonctions de commissaires du gouvernement, ou de rapporteur, ou de substituts, aux officiers d'administration, greffiers et aux adjudants commis-greffiers. Toutefois, il n'est pas accordé de congé à titre de soutien de famille aux militaires de la gendarmerie. Les congés pour attendre dans leurs foyers la liquidation de leur pension de retraite, ne sont accordés à ces militaires que par le ministre.

Les dispositions, contenues dans le décret du 18 juin, ne sont pas applicables aux militaires de la marine. Ces militaires restent soumis aux règles tracées par les circulaires qui les concernent spécialement et qui sont insérées au *Journal militaire officiel.*

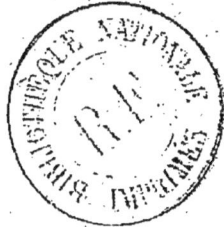

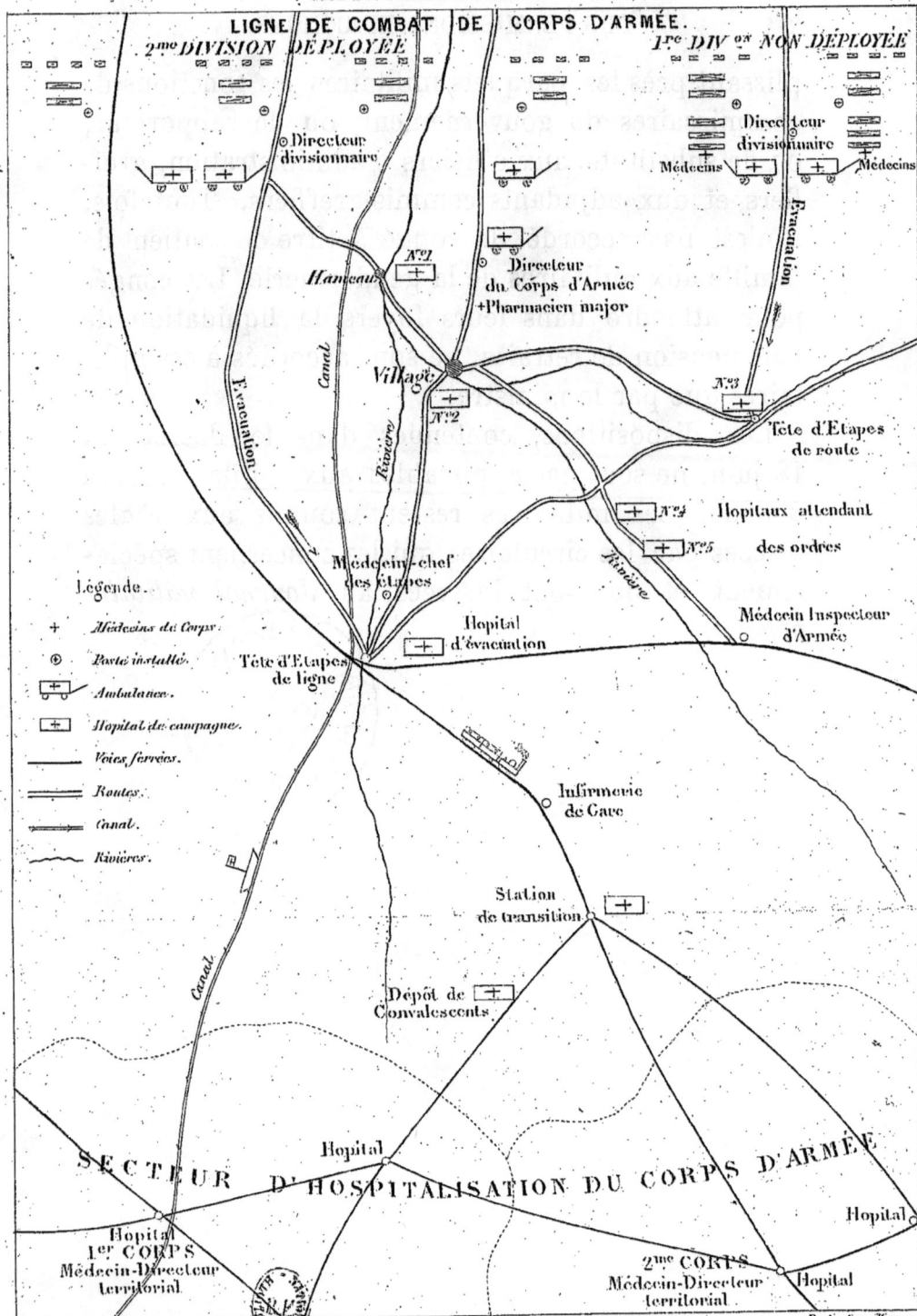

LIGNE DE COMBAT DE CORPS D'ARMÉE.

2ᵐᵉ DIVISION DÉPLOYÉE

1ʳᵉ DIVᵒⁿ NON DÉPLOYÉE

Directeur
divisionnaire

Directeur
divisionnaire

Médecins

Médecins

Directeur
du Corps d'Armée
+Pharmacien major

Hameau

Nᵒ1

Évacuation

Canal

Village

Nᵒ3

Évacuation

Nᵒ2

Tête d'Etapes
de route

Rivière

Nᵒ4

Hopitaux attendant
des ordres

Nᵒ5

Médecin-chef
des étapes

Rivière

Légende.

+ Médecins de Corps.

⊕ Poste installé.

Ambulance.

Hopital de campagne.

Voies ferrées.

Routes.

Canal.

Rivières.

Tête d'Etapes
de ligne

Hopital
d'évacuation

Médecin Inspecteur
d'Armée

Infirmerie
de Gare

Canal

Station
de transition

Dépôt de
Convalescents

Hopital

SECTEUR D'HOSPITALISATION DU CORPS D'ARMÉE

Hopital

Hopital
1ᵉʳ CORPS
Médecin-Directeur
territorial

2ᵐᵉ CORPS
Médecin-Directeur
territorial

Hopital

O. Doin, Éditeur.

Paris—Imp. Monrocq.

TABLE DES MATIÈRES

CHAPITRE VII

CHAPITRE VIII

CHAPITRE IX

CHAPITRE X

TABLE ALPHABÉTIQUE

T

V

ÉVREUX, IMPRIMERIE DE CHARLES HÉRISSEY.

TRAITÉ CLINIQUE

DES

MALADIES DE L'ENFANCE

PAR LE Dr CADET DE GASSICOURT

Médecin de l'hôpital Sainte-Eugénie.

TOME III ET DERNIER : DIPHTHÉRIE, AFFECTIONS CÉRÉBRALES

Un volume grand in-8º de 600 pages, avec 40 tracés. Prix : 12 fr.

L'ouvrage est maintenant terminé.

PRIX DES 3 VOLUMES : 36 FR.

TRAITÉ

ÉLÉMENTAIRE ET PRATIQUE

D'ÉLECTRICITÉ MÉDICALE

PAR LE Dr G. BARDET

AVEC UNE PRÉFACE

DE

M. C.-M. GARIEL

Membre de l'Académie de médecine, etc.

Un volume in-8º de 680 pages, avec 234 figures dans le texte.

PRIX............................... 10 fr.

OCTAVE DOIN

ÉDITEUR

8, PLACE DE L'ODÉON, PARIS

~~~~~~~

EXTRAIT DU CATALOGUE GÉNÉRAL

DÉCEMBRE 1888

TOUS LES OUVRAGES PORTÉS SUR CE CATALOGUE SERONT EXPÉDIÉS FRANCS DE
PORT EN N'IMPORTE QUEL PAYS, AUX PRIX MARQUÉS, A TOUTE PERSONNE QUI EN
FERA LA DEMANDE. — LES DEMANDES DEVRONT TOUJOURS ÊTRE ACCOMPAGNÉES
D'UN MANDAT POSTAL OU D'UNE VALEUR A VUE SUR PARIS.

DICTIONNAIRES

DICTIONNAIRE ABRÉGÉ DE MÉDECINE, de chirurgie, de pharmacie et des sciences physiques, chimiques et naturelles, par Ch. Robin, membre de l'Institut et de l'Académie de médecine, professeur à la Faculté de médecine de Paris. 1 vol. gr. in-8 jésus de 1,050 pages imprimées à deux colonnes :
Broché, 16 fr. — Relié en maroquin, plats toile, 20 fr.

DICTIONNAIRE DE THÉRAPEUTIQUE, de matière médicale, de pharmacologie, de toxicologie et des eaux minérales, par Dujardin-Beaumetz, membre de l'Académie de médecine et du Conseil d'hygiène et de salubrité de la Seine, médecin de l'hôpital Cochin, avec de nombreuses figures dans le texte. 4 forts vol. in-4 de 900 pages chacun imprimé à deux colonnes, avec 800 figures. *Ouvrage complètement paru.*
Prix : 100 fr.

DICTIONNAIRE DES SCIENCES ANTHROPOLOGIQUES, *Anatomie, Craniologie, Archéologie préhistorique, Ethnographie (Mœurs, Lois, Arts, Industrie), Démographie, Langues, Religions.* Publié sous la direction de MM. A. Bertillon, Coudereau, A. Hovelacque, Issaurat, André Lefèvre, Ch. Letourneau, de Mortillet, Thulié et E. Véron.

Avec la collaboration de MM. Belluci, J. Bertillon, Bordier, L. Buchner, A. de la Calle, Carthaillac, Chantre, Chervin, Chudzinski, Collineau, Mathias Duval, Keller, Kuhff, Laborde, J.-L. de Lanessan, Manouvrier, P. Mantegazza, Mondière, Picot, Pozzi, Girard de Rialle, Mme Clémence Royer, de Quatrefages, Salmon, Schaafhausen, Topinard, Varambey, Julien Vinson, Carl Vogt, Zaborowoski, etc. etc.

Un fort vol. in-4 de 1120 pages imprimé à deux colonnes, avec de nombreuses figures dans le texte. Prix : broché............ 30 fr.
Relié maroquin, tranches peigne...................... 36 fr.

ANATOMIE, PHYSIOLOGIE, EMBRYOLOGIE, HISTOLOGIE

ATLAS D'ANATOMIE TOPOGRAPHIQUE DU CERVEAU ET DES LOCA-
LISATIONS CÉRÉBRALES, par E. Gavoy, médecin principal à l'hôpital militaire de Versailles. 1 magnifique volume in-4 en carton
contenant 18 planches chromolithographiques (8 couleurs), exécutées d'après nature, représentant de grandeur naturelle toutes les
coupes du cerveau, avec 200 pages de texte.
En carton, 36 fr. — Relié sur onglets en maroquin rouge tête dorée, 42 fr.

AUFFRET (Ch.), professeur d'anatomie et de physiologie à l'école de
médecine navale de Brest, ancien chef des travaux anatomiques. —
Manuel de dissection des régions et des nerfs. 1 vol. in-18,
cart. diamant, de 471 pages, avec 60 figures originales dans le texte
exécutées, pour la plupart, d'après les préparations de l'auteur. 7 fr.

BALBIANI, professeur au Collège de France. — **Cours d'embryo-
génie comparée du Collège de France** *De la génération des
vertébrés*. Recueilli et publié par F. Henneguy, préparateur du cours.
Revu par le professeur. 1 beau vol. grand in-8 avec 150 figures
dans le texte et 6 planches chromolithographiques hors texte. 15 fr.

BRIEGER, professeur assistant à l'Université de Berlin. — **Microbes,
Ptomaïnes et Maladies**, trad. par MM. Roussy et Winter, avec
une préface de M. le prof. Hayem. 1 vol in-18 de 250 pages. 3 fr. 50

CADIAT (O.), professeur agrégé à la Faculté de médecine de Paris
— **Cours de Physiologie professé à la Faculté**. 1882-1883.
Petit in-4 de 250 pages. Avec des dessins autographiés ...   9 fr.

CARNOY (le chanoine J.-B.), docteur ès sciences naturelles, professeur à l'Université de Louvain. — **La Biologie cellulaire**,
étude comparée de la cellule dans les deux règnes, 1er fascicule :
1 vol. de 300 pages avec 141 figures dans le texte........   12 fr.
   *L'ouvrage sera publié en trois fascicules, payables séparément. — On peut
dès maintenant souscrire à l'ouvrage complet pour 25 fr.*

DEBIERRE, professeur chargé de cours à la Faculté de médecine de
Lille — **Manuel d'Embryologie humaine et comparée**.
1 vol. in-18, cartonné diamant, de 800 pages, avec 321 figures dans le
texte et 8 planches en couleur hors texte..............   8 fr.

DEBIERRE (Ch.). — **Les Maladies infectieuses, Microbes,
Ptomaïnes et Leucomaïnes**. 1 vol. in-18 de 300 pages. 3 fr. 50

DUBIEF (Dr), ancien interne des hôpitaux de Paris. — **Manuel de
Microbiologie** comprenant : les fermentations, la physiologie,
la technique histologique, et la culture des bactéries et l'étude des
principales maladies d'origine bactérienne. 1 vol. in-18, cartonné
diamant, de 600 pages, avec 160 figures dans le texte et 8 planches
en couleur hors texte ....   8 fr.

DUVAL (Mathias), membre de l'Académie de médecine, professeur à
la Faculté de Paris, professeur à l'École des Beaux-Arts. — **Leçons
sur la Physiologie du Système nerveux (Sensibilité)**,

recueillies par P. DASSY, revues par le professeur. In-8 de 130 pages, avec 30 figures dans le texte .... 3 fr.

FOSTER et LANGLEY. — **Cours élémentaire et pratique de physiologie générale.** Traduit sur la 5ᵉ édition anglaise par E. PRIEUR. 1 vol. in-18 jésus de 450 pages avec 115 figures.   5 fr.

JULIEN (Alexis), répétiteur d'anatomie. — **Aide-mémoire d'anatomie** (muscles, ligaments, vaisseaux, nerfs), avec figures, cartonnage toile .... 3 fr. 50

KLEIN (E.), professeur adjoint d'anatomie générale et de physiologie à l'École médicale de Saint-Bartholomew's Hospital, Londres. — **Nouveaux éléments d'histologie,** traduits sur la 5ᵉ édition anglaise, et annotés par G. VARIOT, préparateur des travaux pratiques d'Histologie à la Faculté de médecine de Paris, chef de clinique à l'hôpital des Enfants-Malades, et précédés d'une préface de M. le professeur Ch. ROBIN. 1 vol. in-18 jésus cartonné diamant de 540 pages avec 185 figures dans le texte. 2ᵉ édition française corrigée et augmentée .... 8 fr.

LEE et HENNEGUY. — **Traité des méthodes techniques de l'anatomie microscopique,** avec une préface de M. le professeur RANVIER. 1 vol. in-8, de 500 pages .... 12 fr.

PATHOLOGIE INTERNE, HYGIÈNE ET MATIÈRE MÉDICALE

BARDET et EGASSE. — **Formulaire annuel des nouveaux remèdes,** 1888. 1 vol. in-18, cartonné de 350 pages ...   4 fr.

BLONDEL (R.), préparateur à la Faculté de médecine de Paris. — **Manuel de matière médicale,** comprenant la description, l'origine, la composition chimique, l'action physiologique et l'emploi thérapeutique des substances animales ou végétales employées en médecine, précédé d'une préface de M. DUJARDIN-BEAUMETZ, membre de l'Académie de médecine. 1 gros vol. in-18, cartonné, percaline verte, tr. rouges, de 980 pages, avec 358 figures dans le texte .... 9 fr.

CAMPARDON (Ch). — **Guide de thérapeutique aux eaux minérales et aux bains de mer,** avec une préface du docteur DUJARDIN-BEAUMETZ, membre de l'Académie de médecine, etc. 1 vol. in-18, cartonné diamant .... 5 fr.

CANDELLÉ (Dʳ Henri), ancien interne des hôpitaux de Paris, membre de la Société d'hydrologie médicale. — **Manuel pratique de médecine thermale.** 1 vol. in-18 jésus de 460 pages, cartonné diamant .... 6 fr.

DANION (L.), docteur. — **Traitement des affections articulaires par l'électricité,** leur pathogénie. 1 vol. grand in-8 de 240 pages .... 5 fr.

DELMAS (Paul). — **Manuel d'hydrothérapie.** 1 vol. in-18, cartonné diamant de 600 pages, avec 39 figures dans le texte, 9 tableaux graphiques et 60 tracés sphygmographiques hors texte.... 6 fr.

DUCHESNE (L.), ancien interne des hôpitaux de Paris, membre de la Société de thérapeutique, de la Société de médecine pratique de Paris, etc., etc. — **Aide-mémoire et formulaire du médecin-praticien.** 1 vol. petit in-18, cartonné, de 380 pages.. 3 fr. 50

DUJARDIN-BEAUMETZ, membre de l'Académie de médecine, médecin de l'hôpital Cochin, membre du Conseil d'hygiène et de salubrité de la Seine. — **Leçons de clinique thérapeutique,** contenant le traitement des maladies du cœur et de l'aorte, de l'estomac et de l'intestin, du foie et des reins, du poumon et de la plèvre, du larynx et du pharynx, des maladies du système nerveux, le traitement des fièvres et des maladies générales. 3 vol. grand in-8, de 800 pages chacun, avec figures dans le texte et planches chromolithographiques hors texte, 5° *édition* entièrement remaniée................ 48 fr.

DUJARDIN-BEAUMETZ. — *Conférences thérapeutiques de l'hôpital Cochin.* 1884-1885. **Les nouvelles médications.** 1 vol. in-8, de 216 pages avec figures, 3e édition, broché............. 6 fr.
cart .... 7 fr.

DUJARDIN-BEAUMETZ. — *Conférences thérapeutiques de l'hôpital Cochin.* 1885-1886. **L'Hygiène alimentaire.** 1 vol. de 240 pages avec figures, et une planche en chromo hors texte, br..... 6 fr.
cart .... 7 fr.

DUJARDIN-BEAUMETZ. — *Conférences thérapeutiques de l'hôpital Cochin,* 1886-1887. **L'hygiène thérapeutique.** 1 vol. de 250 pages avec planche en chromo hors texte, br................. 6 fr.
cartonné..... .... 7 fr.

DUJARDIN-BEAUMETZ. — *Conférences thérapeutiques de l'hôpital Cochin,* 1887-1888. **L'hygiène prophylactique.** 1 vol. de 250 pages avec une planche en chromo hors texte........ 6 fr.
cartonné (*Paraîtra en janvier* 1889)................... 7 fr.

DUJARDIN-BEAUMETZ et P. YVON. — **Formulaire pratique de thérapeutique et de pharmacologie.** 1 vol. in-18, cartonné de 600 pages... 4 fr.

DUJARDIN-BEAUMETZ et EGASSE. — **Les Plantes médicinales indigènes et exotiques,** leurs usages thérapeutiques, pharmaceutiques et industriels. 1 beau vol. gr. in-8, imprimé à deux colonnes, avec 1200 figures dans le texte et 40 magnifiques planches en chromo hors texte, dessinées d'après nature et tirées en 15 couleurs. Cart. percal. verte, tête dor. (*paraîtra en janvier* 1889). 25 fr.

DUJARDIN-BEAUMETZ. — (Voyez *Dictionnaire de thérapeutique.*)

FRANCK (François), membre de l'Académie de médecine, professeur remplaçant au Collège de France. — **Leçons sur les fonctions motrices du cerveau** (réactions volontaires et organiques) et sur l'épilepsie cérébrale, précédées d'une préface du professeur CHARCOT. 1 vol. gr. in-8 de 570 pages, avec 83 figures... 12 fr.

HUGUET (R.), ancien interne lauréat des hôpitaux de Paris, professeur de chimie à l'École de médecine et de pharmacie de Clermont-Ferrand, pharmacien en chef des hospices. — **Traité de Pharmacie théorique et pratique.** 1 vol. grand in-8, cartonné, de 1230 pages, avec 430 figures dans le texte............ 18 fr.

HUNTER-MACKENZIE, médecin de l'hôpital pour les maladies de la gorge à Edimbourg. — **Le crachat.** Dans ses rapports avec le diagnostic, le pronostic et le traitement des maladies de la gorge et du poumon ; traduit de l'anglais par le Dr Léon PETIT, avec une préface du professeur GRANCHER. 1 vol. in-8 de 200 pages, avec 24 planches tirées, pour la plupart, en couleurs........ 5 fr.

LAVERAN (A.), médecin principal, professeur à l'École de médecine militaire du Val-de-Grâce. — **Traité des fièvres palustres** avec la description des microbes du paludisme. Un beau vol. in-8, de 558 pages avec figures dans le texte.............. 10 fr.

LECORCHÉ (E.), professeur agrégé à la Faculté de médecine de Paris, et Ch. TALAMON, médecin des hôpitaux. — **Traité de l'Albuminurie et du Mal de Bright.** 1 fort vol. grand in-8 de 800 pages... 14 fr.

LEWIS (Richard). — **Les microphytes du sang** et leurs relations avec les maladies. 1 vol. in-18, avec 39 figures dans le texte. 1 fr. 50

PARANT (Dr V.), directeur de la Maison de santé de Toulouse. — **La raison dans la folie.** Étude pratique et médico-légale sur la persistance de la raison chez les aliénés et sur leurs actes raisonnables. 1 vol. in-8 de 500 pages.................. 8 fr.

PAULIER (A.-B.), ancien interne des hôpitaux de Paris. — **Manuel de thérapeutique et de matière médicale,** 3e édition, revue, corrigée et très augmentée. 1 beau vol. in-18, de 1400 pages, avec 150 figures intercalées dans le texte.................. 12 fr.

PAULIER (A.-B.). — **Manuel d'hygiène publique privée et ses applications thérapeutiques.** 1 fort volume in-18 de 800 pages... 8 fr.

PAULIER (A.-B.) et F. HÉTET, professeur de chimie légale à l'École navale de Brest, pharmacien en chef de la Marine. — **Traité élémentaire de médecine légale, de toxicologie et de chimie légale.** 2 vol. in-18, formant 1,350 pages, avec 150 figures dans le texte et 24 planches en couleur hors texte...... 18 fr.

RÉGIS (E.), ancien chef de clinique des maladies mentales à la Faculté de médecine de Paris. — **Manuel pratique de médecine mentale,** avec une préface de M. BALL, professeur de clinique des maladies mentales à la Faculté de médecine de Paris. 1 vol. in-18 jésus, cartonné diamant de 640 pages.................. 7 fr. 50

RENOU (Dr). — **La Diphtérie,** son traitement antiseptique. Études cliniques précédées d'une préface du professeur GRANCHER. 1 vol. in-8 de 300 pages avec une carte en couleur................ 6 fr.

RITTI (Ant.), médecin de la maison nationale de Charenton. — **Traité clinique de la Folie à double forme (Folie circulaire, délire à formes alternes).** Ouvrage couronné par l'Académie de médecine. 1 vol. in-8, de 400 pages .... 8 fr.

ROBSON-ROOSE, membre du Collège royal de médecine d'Édimbourg. — **La Goutte et ses rapports avec les maladies du foie et des reins.** Ouvrage traduit d'après la 3e édition anglaise par le Dr Lucien DENIAU. 1 vol. in-18 .... 3 fr. 50

VULPIAN (A.), ancien doyen de la Faculté de médecine, membre de l'Institut et de l'Académie de médecine, médecin de l'hôpital de la Charité, etc. — **Maladies du système nerveux.** Leçons professées à la Faculté de médecine de Paris. 2 volumes grand in-8, formant 1300 pages .... 32 fr.
Le tome II se vend séparément .... 16 fr.

VULPIAN (A.). — **Leçons sur l'action physiologique des substances toxiques et médicamenteuses.** 1 volume in-8 de 700 pages .... 13 fr.

VULPIAN (A.). — **Clinique médicale de l'hôpital de la Charité.** Considérations cliniques et observations, par le Dr F. RAYMOND, médecin des hôpitaux Revues par le professeur. — RHUMATISME, MALADIES CUTANÉES, SCROFULES, MALADIES DU CŒUR, DE L'AORTE ET DES ARTÈRES, DE L'APPAREIL DIGESTIF, DU FOIE, DE L'APPAREIL GÉNITO-URINAIRE, DE L'APPAREIL RESPIRATOIRE, MALADIES GÉNÉRALES, EMPOISONNEMENTS CHRONIQUES, SYPHILIS, MALADIES DU SYSTÈME NERVEUX. 1 fort vol. in-8, de 958 pages .... 14 fr.

PATHOLOGIE DES PAYS CHAUDS

ARCHIVES DE MÉDECINE NAVALE. — Recueil fondé par le Cte DE CHASSELOUP-LAUBAT, ministre de la marine et des colonies, publié sous la surveillance de l'inspection générale du service de santé. Directeur de la rédaction : M. TREILLE, médecin en chef. Les *Archives de médecine navale* paraissent le 15 de chaque mois par cahier de 80 pages, avec figures dans le texte et planches hors texte.
France et Algérie ...... 14 fr. | Étranger .... 17 fr.
Les abonnements partent du 1er janvier de chaque année et ne sont reçus que pour un an.

BÉRENGER-FÉRAUD (L.-J.-B.), directeur du service de santé de la Marine, membre correspondant de l'Académie de médecine. — **Traité théorique et clinique de la Dysenterie,** Diarrhée et Dysenterie aiguës et chroniques, 1 fort vol. in-8, de 800 pages .... 12 fr.

BÉRENGER-FÉRAUD (L.-J.-B.). — **Traité clinique des mala-**

dies des **Européens aux Antilles** (Martinique). 2 vol. in-8 de 1193 pages .... 16 fr.

BÉRENGER-FÉRAUD (L.-J.-B.). — **Leçons cliniques sur les tœnias de l'homme.** 1 vol. in-8, de 370 pages avec 50 figures dans le texte .... 8 fr.

BERTRAND (L.-E.), professeur d'hygiène à l'école de Brest, et J. FONTAN, professeur d'anatomie à l'École de Toulon. — **De l'entérocolite endémique des pays chauds,** diarrhée de Cochinchine, diarrhée chronique des pays chauds, etc. etc. 1 volume in-8 de 450 pages avec figures dans le texte et planches en couleurs hors texte .... 9 fr.

BUROT (P.), médecin de 1re classe de la Marine. — **De la Fièvre dite bilieuse inflammatoire à la Guyane.** Application des découvertes de M. PASTEUR à la pathologie des pays chauds. 1 vol. in-8, de 535 pages, avec 5 planches hors texte, dont une coloriée .... 10 fr.

CORRE (A.), médecin de 1re classe de la marine, professeur agrégé à l'école de Brest. — **Traité clinique des maladies des pays chauds.** 1 vol. grand in-8, de 870 pages, avec 50 figures dans le texte .... 15 fr.

CORRE (A.). — **Traité des Fièvres bilieuses et typhiques des pays chauds.** 1 beau vol. in-8, de près de 600 pages, avec 35 tracés de température dans le texte .... 10 fr.

CORRE (A.). — **De l'étiologie et de la prophylaxie de la fièvre jaune.** In-8, avec une planche en couleur .... 3 fr. 50

CORRE (A.) et LEJANNE. — **Résumé de la matière médicale et toxicologie coloniale.** 1 vol. in-18, de 200 pages, avec figures dans le texte .... 3 fr. 50

JOUSSET (A.), ancien médecin de la marine. — **Traité de l'acclimatement et de l'acclimatation.** 1 beau volume in-8, de 450 pages avec 16 planches hors texte .... 10 fr.

MAUREL (E.), médecin de 1re classe de la Marine. Contribution à la pathologie des pays chauds. **Traité des maladies paludéennes à la Guyane.** In-8, de 212 pages .... 6 fr.

MAUREL (E.). — **Recherches microscopiques sur l'étiologie du paludisme.** 1 vol. in-8, de 210 pages, avec 200 figures dans le texte .... 6 fr.

MOURSOU (J.), médecin de 1re classe de la Marine. — **De la fièvre typhoïde dans la Marine et dans les pays chauds.** 1 vol. in-8, de 310 pages .... 6 fr.

ORGEAS, médecin de la Marine. — **Pathologie des races humaines et le problème de la colonisation.** Études anthropologiques et économiques. 1 vol. in-8, de 420 pages .... 9 fr.

TREILLE (G.), médecin principal de la marine, directeur des archives de médecine navale. — **De l'acclimatation des Européens dans les pays chauds.** 1 vol. in-18 .... 2 fr.

PATHOLOGIE EXTERNE ET MÉDECINE OPÉRATOIRE

BRISSAY (A.), de Rio-de-Janeiro, docteur. — **Fragments de chirurgie et de Gynécologie opératoire contemporaines,** complétés par des notes recueillies au cours d'une mission scientifique du Gouvernement français en Autriche et en Allemagne, précédés d'une introduction par J.-A. Doléris, accoucheur des hôpitaux de Paris, 1 vol. gr. in-8 de 210 pages avec 43 figures dans le texte .... 7 fr. 50

CHALOT, professeur à la Faculté de médecine de Montpellier. — **Nouveaux éléments de chirurgie opératoire.** 1 vol. in-18, cartonné diamant de 750 pages avec 498 figures dans le texte.   8 fr.

CHAVASSE. professeur agrégé au Val-de-Grâce. — **Nouveaux éléments de petite chirurgie.** *Pansements, Bandages* et *Appareils.* 1 vol. in-18, cartonné diamant, de 900 pages avec 540 figures. 2e édition, revue, corrigée et augmentée.....   9 fr.

GANGOLPHE (Michel), chirurgien de l'hôtel Dieu de Lyon. — **Guide pratique de petite chirurgie** à l'usage des infirmiers et infirmières des hôpitaux et hospices civils. 1 vol. in-12, de 140 pages, avec 4 planches...................................   2 fr.

POULET (A.), médecin major, professeur agrégé au Val-de-Grâce, lauréat de l'Académie de médecine, membre correspondant de la Société de chirurgie, et H. BOUSQUET, médecin-major, professeur agrégé au Val-de-Grâce, lauréat de la Société de chirurgie. — **Traité de pathologie externe.** 3 vol. grand in-8, formant 3,114 pages avec 716 figures intercalées dans le texte.
    Prix broché, 50 fr. » — Relié en maroquin, 57 fr. 50

POULET (A.). — **Traité des corps étrangers en chirurgie.** *Voies naturelles: tube digestif, voies respiratoires, organes génito-urinaires de l'homme et de la femme, conduit auditif, fosses nasales, canaux glandulaires.* 1 vol. in-8 de 800 pages, avec 200 gravures intercalées dans le texte.............................   14 fr.

SCHREIBER (J.), ancien professeur libre à l'Université de Vienne, etc. — **Traité pratique de massage et de gymnastique médicale.** 1 vol. in-18, cartonné diamant, de 360 pages, avec 117 figures dans le texte....................................   7 fr.

TERRILLON (O.), professeur agrégé à la Faculté de médecine de Paris, chirurgien de la Salpêtrière. — **Leçons de clinique chirurgicale.** Nouvelles applications de la chirurgie aux affections de l'abdomen et des organes génitaux de la femme. 1 beau vol. in-8, de 520 pages, avec figures dans le texte................   10 fr.

VAILLARD (L.), professeur agrégé au Val-de-Grâce. — **Manuel pratique de vaccination animale.** Technique, procédés de conservation du vaccin. 1 vol. in-18 cartonné toile, avec figures dans le texte et 2 pl. en couleur hors texte...........   2 fr. 50

VOIES URINAIRES, MALADIES VÉNÉRIENNES & DE LA PEAU

Atlas des maladies des voies urinaires, par F. Guyon, professeur de pathologie externe à la Faculté de médecine de Paris, membre de l'Académie de médecine, chirurgien de l'hôpital Necker, et P. Bazy, chirurgien des hôpitaux de Paris, membre de la Société anatomique et de la Société clinique. 2 vol. in-4 contenant 700 pages de texte et 100 planches chromolithographiques dessinées *d'après nature* et représentant les différentes affections des voies urinaires, la plupart de *grandeur naturelle*.

L'ouvrage paraît par livraison de 10 planches avec le texte correspondant. — Il sera complet en 10 livraisons.

Prix de chaque livraison.............. 12 fr. 50

Le Tome 1er (livraisons 1 à 5) est en vente. Un magnifique volume de 400 pages avec 50 planches et table des matières.

En carton, 62 fr. 50. Relié sur onglets en maroquin rouge, tête dorée 70 fr.

BERLIOZ (F.), professeur à l'école de médecine de Grenoble. — **Manuel pratique des maladies de la peau.** 1 vol. in-18, cartonné de 500 pages. 2e édition, revue, corrigée et augmentée. 6 fr.

DELFAU (Gérard), ancien interne des hôpitaux de Paris. — **Manuel complet des maladies des voies urinaires et des organes génitaux.** 1 fort vol. in-18, de 1000 pages, avec 150 figures dans le texte.. 11 fr.

HILLAIRET (J.-B.), médecin honoraire de l'hôpital Saint-Louis, membre de l'Académie de médecine, du Conseil d'hygiène et de salubrité de la Seine, etc., et Gaucher (E.), médecin des hôpitaux de Paris, ancien interne de l'hôpital Saint-Louis. — **Traité théorique et pratique des maladies de la peau.**

Tome Ier : *Anatomie et physiologie de la peau ; Pathologie générale ; Dermatoses inflammatoires communes,* 1 beau vol. gr. in-8 de 670 pages, avec figures dans le texte et 8 planches chromolithographiques hors texte exécutées d'après nature..... 17 fr.

L'ouvrage sera complet en deux volumes : le tome II, qui contiendra 12 planches hors texte, est actuellement sous presse.

LANGLEBERT, ancien interne des hôpitaux de Paris. — **Traité pratique des maladies des organes sexuels.** 1 vol. in-18 jésus, cartonné diamant, de 600 pages, avec figures dans le texte. 7 fr.

LANGLEBERT. — **Traité pratique de la Syphilis.** 1 vol. in-18 de 610 pages, cartonné diamant...................... 7 fr.

RIZAT (A.). — **Manuel pratique et complet des maladies vénériennes.** 1 vol. in-18, cartonné de 600 pages, avec 24 planches en couleurs, dessinées et coloriées d'après nature, représentant les différentes affections syphilitiques chez l'homme et chez la femme....................................... 11 fr.

YVON (P.), ancien interne des hôpitaux ds Paris. — **Manuel clinique de l'analyse des urines.** 3ᵉ édition, revue et augmentée. 1 vol. in-18, cartonné diamant, de 400 pages, avec figures dans le texte et 8 planches hors texte ....   7 fr.

ACCOUCHEMENTS, MALADIES DES FEMMES ET DES ENFANTS

BUDIN (P.), professeur agrégé à la Faculté de médecine de Paris. — **Obstétrique et gynécologie.** Recherches expérimentales et cliniques. 1 beau vol. gr. in-8, de 720 p., avec 101 fig. dans le texte st 31 planches lithographiques et en couleur hors texte. 15 fr.

BUDIN (P.). — **Mécanisme de accouchement normal et pathologique** et recherches sur l'insertion vicieuse du placenta, les déchirures du périnée, etc., par J. Mattews DUNCAN, président de la Société obstétricale d'Edimbourg. Traduit de l'anglais. In-8 de 520 pages, avec figures intercalées dans le texte.
Broché, 12 fr. — Cartonné, 13 fr.

CADET DE GASSICOURT, médecin de l'hôpital Sainte-Eugénie. — **Traité clinique des maladies de l'enfance.** Leçons professées à l'hôpital Sainte-Eugénie. 2ᶜ édition, revue et corrigée. 3 vol. grand in-8, formant 1800 pages, avec 220 figures...   36 fr.

CORRE (A.). — **Manuel d'accouchement et de pathologie puerpérale.** 1 vol. in-18, de 650 pages, avec 80 figures dans le texte et 4 planches en couleur hors texte.
Broché, 5 fr. — Cartonnage diamant, tranches rouges, 6 fr.

ELLIS (Edward), médecin en chef honoraire de l'hôpital Victoria pour les enfants malades, de l'hôpital de la Samaritaine pour les femmes et les enfants, ancien assistant de la chaire d'obstétrique au collège de l'Université de Londres. — **Manuel pratique des maladies de l'enfance,** suivi d'un formulaire complet de thérapeutique infantile. Traduit de la quatrième édition anglaise par le Dʳ WAQUET, et précédé d'une préface de M le Dʳ CADET DE GASSICOURT, médecin de l'hôpital Sainte-Eugénie. 1 fort vol. in-18 de 600 pages. 2ᵉ édition française, corrigée et augmentée......   5 fr.
Cartonné diamant.................   6 fr.

LA TORRE (Dʳ F.). — **Du développement du fœtus chez les femmes à bassin vicié.** Recherches cliniques au point de vue de l'accouchement prématuré artificiel. 1 vol. grand in-8, avec tableaux...... ....   12 fr.

LA TORRE (Dʳ Félice). — **Des conditions qui favorisent ou entravent le développement du fœtus. Influence du Père.** Recherches cliniques. 1 vol. gr. in 8, de 236 pages.   5 fr.

LAWSON TAIT, président de la Société de gynécologie de Londres chirurgien de l'hôpital des femmes de Birmingham —**Traité des maladies des ovaires** suivi d'une étude sur quelques progrès récents de la chirurgie abdominale et pelvienne, (enlèvement des annexes de l'utérus. Cholécystotomie, hépatotomie, etc.) Traduit de l'anglais avec l'autorisation de l'auteur, par le D¹ Adolphe OLIVIER, ancien interne des hôpitaux de la Maternité de Paris, membre de la Société obstétricale et gynécologique de Paris, etc. Précédé d'une préface de M. O. TERRILLON. professeur agrégé à la Faculté de médecine de Paris, chirurgien des hôpitaux. 1 beau vol. grand in-8 de 500 pages, avec 58 figures dans le texte............ 12 fr.

PLAYFAIR (W.-S.), professeur d'obstétrique et de gynécologie à King's College, président de la Société obstétricale de Londres. — **Traité théorique et pratique de l'art des accouchements,** traduit de l'anglais et annoté par l: D¹ VERMEIL. 1 beau vol. grand in-8, de 900 pages, avec 203 figures dans le texte......... 15 fr.

RODRIGUES DOS SANTOS, directeur de la Maternité de Rio-Janeiro. — **Clinique obstétricale,** précédée d'une préface de M. A. PINARD, professeur agrégé à la Faculté de médecine de Paris. Tome I. Un vol. in-8, de 400 pages, avec 57 figures.............. 10 fr.

SCHULTZE (B.-S.), professeur de gynécologie à l'Université d'Iéna. — **Traité des déviations utérines,** traduit de l'allemand et annoté par le D¹ F.-J. HERRGOTT, professeur de clinique obstétricale à la Faculté de médecine de Nancy. 1 beau vol. in-8 de 470 pages, avec 120 figures dans le texte.................. 10 fr.

SÉCHEYRON (L.). ancien interne des Hôpitaux et Maternités de Paris. — **Traité d'Hystérotomie et d'Hystérectomie,** par la voie vaginale, précédé d'une préface de M. PÉAN, chirurgien de l'hôpital Saint-Louis. 1 beau vol. gr. in-8, de 825 pages, avec tableaux. 14 fr.

SINÉTY (L. de). — **Traité pratique de gynécologie et des maladies des femmes.** 2ᵉ édition, revue, corrigée et augmentée de près de 200 pages. 1 beau volume in-8 de 1,000 pages, avec 181 figures dans le texte..................... 15 fr.

TRIPIER (A.). — **Leçons cliniques sur les maladies des femmes. Thérapeutique générale et applications de l'électricité à ces maladies.** 1 vol. in-8, de 600 pages, avec figures dans le texte....................... 10 fr.

MALADIES DES YEUX, DES OREILLES, DU LARYNX
DU NEZ ET DES DENTS

ABADIE (Ch.), ancien interne des Hôpitaux, professeur liber d'Ophtalmologie. — **Traité des maladies des yeux.** 2ᵉ édition, revue et
augmentée. 2 vol. in-8 de 500 pages chacun, avec 150 fig... 20 fr.

ABADIE (Ch.). — **Leçons de clinique ophtalmologique,** recueillies par le Dʳ PARENTEAU, revues par l'auteur, contenant les
découvertes récentes. 1 vol. in-8 de 280 pages.......... 7 fr.

ANDRIEU (E.), docteur en médecine de la Faculté de Paris, président
de l'Institut odontotechnique de France; président honoraire de la
Société odontologique ; professeur de clinique à l'Ecole dentaire de
France ; dentiste de l'hospice des Enfants assistés et de la Maternité.
— **Traité de prothèse buccale et de mécanique den-
taire.** 1 vol. grand in-8 de 600 pages avec 358 figures intercalées
dans le texte .... 18 fr.

ANDRIEU (E.). — **Leçons sur les maladies des dents.** 1 vol.
grand in-8, de 235 pages....................... 7 fr.

ATLAS D'ANATOMIE PATHOLOGIQUE DE L'ŒIL par les professeurs
H. PAGENSTECHER et G. GENTH, traduit de l'allemand par le
Dʳ PARENT, chef de clinique du Dʳ GALEZOWSKI, avec une préface de
M. GALEZOWSKI. 1 fort vol. grand in-4, contenant 34 planches sur
cuivre d'une splendide exécution, représentant en 267 dessins tous
les différents cas d'anatomie pathologique des affections de l'œil.
En regard de chaque planche se trouve le texte explicatif des dessins représentés.
En cart., 90 fr.—Relié sur onglets en maroq. rouge, tête dorée, 100 f.

CHARPENTIER (Aug.), professeur à la Faculté de médecine de Nancy.
— **L'examen de la vision au point de vue de la médecine générale.** In-8 de 137 pages, avec 15 figures dans le
texte .... 2 fr.

GAILLARD (Dʳ Georges), lauréat de la Faculté de médecine de Paris,
membre de la Société d'anthropologie, secrétaire de la Société odontologique, etc. etc. — **Des déviations des arcades dentaires
et de leur traitement rationnel.** 1 vol. in-8, de 200 pages,
avec 80 figures dans le texte, dessinées d'après nature... 8 fr.

GUERDER (P.). — **Manuel pratique des maladies de l'oreille.**
1 joli vol. cartonné diamant, de 300 pages............. 5 fr.

LANDOLT, directeur adjoint au laboratoire d'ophtalmologie à la Sor-
bonne. — **Manuel d'ophtalmoscopie.** 1 vol. in-18. cartonné
diamant avec figures dans le texte................. 3 fr. 50

MASSELON (J.). premier chef de clinique du professeur de Wecker. —
Examen fonctionnel de l'œil, comprenant : *La réfraction ;*

Le Choix des Lunettes ; La Perception des couleurs ; Le Champ visuel et le Mouvement des Yeux. 1 joli vol. in-18 cartonné avec figures dans le texte et 15 planches en couleur et hors texte.   8 fr.

MASSELON (J.). — **Mémoires d'ophtalmoscopie.**

    I. CHORIO-RÉTINITE SPÉCIFIQUE. — Grand in-8 avec 12 dessins photographiques d'après nature ....   4 fr.

    II. INFILTRATION VITREUSE DE LA RÉTINE ET DE LA PAPILLE, avec 12 dessins photographiques...................   4 fr.

    III. DES PROLONGEMENTS ANORMAUX DE LA LAME CRIBLÉE, avec 12 dessins photographiques...................   4 fr.

MORELL-MACKENZIE, médecin à l'hôpital des maladies de la gorge et de la poitrine, à Londres, etc. etc. **Traité pratique des maladies du larynx, du pharynx et de la trachée,** traduit de l'anglais et annoté par MM. les Drs E.-J. MOURE et F. BERTHIER. 1 fort vol. in-8 de 800 pages, avec 150 figures ...   13 fr.

MORELL-MACKENZIE. — **Traité pratique des maladies du nez et de la cavité naso-pharyngienne.** Traduit de l'anglais et annoté par les Drs E.-J. MOURE et J. CHARAZAC (de Toulouse). 1 vol. grand in-8 de 450 pages, avec 82 fig. dans le texte.   10 fr.

MOURE (E.-J.). — **Manuel pratique des maladies des fosses nasales.** 1 vol. cartonné diamant, de 300 pages, avec 50 figures et 4 planches hors texte...................   5 fr.

POLITZER (A.), professeur d'otologie à l'Université de Vienne. — **Traité des maladies de l'oreille,** traduit par le Dr JOLY (de Lyon). 1 beau vol. grand in-8° de 800 pages, avec 258 fig.   20 fr.

POYET (G.), ancien interne des Hôpitaux de Paris. — **Manuel clinique de laryngoscopie et de laryngologie.** 1 vol. in-18 cartonné diamant de 400 pages, avec 50 figures dans le texte et 24 dessins chromolithographiques hors texte.......   7 fr. 50

Société française d'ophtalmologie (*Bulletins et Mémoires*), publiés par MM. ABADIE, ARMAIGNAC, CHIBRET, COPPEZ, GAYET, MEYER, PANAS, et PONCET.

3e ANNÉE. — 1885. Un beau vol. grand in-8 de 380 pages, avec figures et 8 planches en chromo et en héliogravure hors texte..   10 fr.

4e ANNÉE. — 1886. Un beau volume grand in-8 de 420 pages avec 5 planches en couleur...................   10 fr.

5e ANNÉE. — 1887. Un vol. gr. in-8 de 325 pages.........   8 fr.

SOUS (G.). — **Traité d'optique,** considérée dans ses rapports avec l'examen de l'œil. 2e édition 1 vol. in-8 de 400 pages, avec 90 figures dans le texte...................   10 fr.

TOMES, professeur à l'hôpital dentaire, membre de l'Institut royal de Londres. — **Traité d'anatomie dentaire humaine et comparée,** traduit de l'anglais et annoté par le Dr CRUET, ancien interne en chirurgie des hôpitaux de Paris. 1 vol. in-8 de 450 pages, avec 175 figures dans le texte...................   10 fr.

WECKER (L. de). — **Thérapeutique oculaire**. Leçons cliniques recueillies et rédigées par le Dr MASSELON. Revues par le professeur. 1 vol. in-8 de 800 pages, avec figures dans le texte.... 13 fr.

WECKER (L. de). — **Chirurgie oculaire**. Leçons cliniques recueillies et rédigées par le Dr MASSELON. Revues par le professeur. 1 vol. in-8 de 420 pages, avec 88 figures dans le texte......... 8 fr.

WECKER (L. de) et J. MASSELON. — **Échelle métrique pour mesurer l'acuité visuelle, le sens chromatique et le sens lumineux.** 2e édition augmentée de planches en couleur. 1 vol. in-8 et atlas séparé, contenant les planches murales. Le tout cartonné à l'anglaise..........: 8 fr.

WECKER (L. de) et J. MASSELON. — **Ophtalmoscopie clinique**. 1 beau vol. in-18 cartonné de 280 pages, avec 40 photographies hors texte représentant, d'après nature, les différentes modifications pathologiques de l'œil .... 11 fr.

WECKER (L. de) et J. MASSELON. — **Oftalmoscopia clinica.** Traducedo por REAL gefe de clinica, en el gabeneto oftalmico del professor DE WECKER, 40 *fotographias fuero de texto*. 13 fr.

HYGIÈNE GÉNÉRALE, MÉDECINE POPULAIRE ET PHILOSOPHIE SCIENTIFIQUE

BINET (A.). — **Études de psychologie expérimentale**, le fétichisme dans l'amour, la vie psychique des micro-organismes, l'intensité des images mentales, le problème hypnotique, note sur l'écriture hystérique. 1 vol. in-12, de 310 pages, avec figures dans le texte.......................... 3 fr. 50

BOURGEOIS (A.), médecin de la garde républicaine. — **Manuel d'hygiène et d'éducation de la première enfance.** 1 vol. in-18 de 180 pages........................ 2 fr.

CORRE (A.). — **Les Criminels**, caractères physiques et psychologiques. 1 vol. in-12, de 412 p., avec 43 fig. dans le texte. 5 fr.

DUCHESNE (L.) et Ed. MICHEL. — **Traité élémentaire d'hygiène** à l'usage des lycées, collèges, écoles normales primaires, etc. 3e édition. 1 vol. in-18 de 225 pages, cartonné toile.......... 3 fr.

GIBIER (P.) — **Le Spiritisme** (Fakirisme occidental). 1 vol. in-18, de 400 pages, avec figures......................... 4 fr.

GODLESKI (A.). — **La Santé de l'enfant.** Guide pratique de la mère de famille. 1 joli vol. in-12, de 210 pages....... 2 fr. 50

HOVELACQUE (Abel). — **Les débuts de l'humanité. L'homme primitif contemporain.** In-18 de 336 pages, avec 40 figures dans le texte.. 3 fr. 50

MONIN (E.), secrétaire de la Société d'hygiène. — **L'Hygiène de la Beauté. Formulaire cosmétique,** 4ᵉ mille. 1 vol. in-18, cartonné diamant, de 250 pages. .... 3 fr. 50

MONIN (E.). — **L'Hygiène de l'estomac,** guide pratique de l'alimentation. 1 joli vol. in-18, de 400 pages, cartonné diamant, impression de luxe............................. 4 fr.

MONIN (E.). — **L'Alcoolisme.** Étude médico-sociale. Ouvrage couronné par la Société de Tempérance, et précédé d'une préface de M. DUJARDIN-BEAUMETZ. 1 vol. in-12, de 308 pages. .... 3 fr. 50

PICHON (Dr G.), chef de clinique à la Faculté de médecine de Paris, médecin de l'Asile Ste-Anne. — **Les maladies de l'esprit.** Délire des persécutions, délire des grandeurs, délires alcooliques et toxiques ; morphiomanie, éthérisme, absinthisme, chloralisme. Études cliniques et médico-légales. 1 vol. in-8 carré de 400 p.   7 fr.

RÉZARD DE VOUVES (Dr). — **La Génération** étudiée sur les végétaux, les oiseaux et les animaux, pour la connaître chez la femme. 1 vol. in-12, de 150 pages........................ 3 fr.

SOUS (G.), de Bordeaux. — **Hygiène de la vue.** 1 joli vol. in-18 cartonné diamant de 360 pages avec 67 figures intercalées dans le texte.. 6 fr.

TELLIER (Louis). — **L'instinct sexuel chez l'homme et chez les animaux.** avec une préface de J.-L. DE LANESSAN. 1 vol. in-18, de 300 pages.. 3 fr. 50

TISSIÉ (Dr P.). — **L'Hygiène du vélocipédiste.** 1 joli vol. in-18, de 300 pages, avec 40 figures dans le texte, cartonnage avec fers spéciaux....................................... 3 fr. 50

TOUSSAINT (E.), docteur, inspecteur du service de protection des enfants du premier âge, etc. etc. — **Hygiène de l'enfant en nourrice et au sevrage,** guide pratique de la femme qui nourrit. 1 vol. in-18 jésus, de 150 pages.................... 4 fr. 50

VÉRON (Eugène). — **Histoire naturelle des Religions.** Animisme. — Religions mères. — Religions secondaires. — Christianisme. — 2 vol. in-18, formant 700 pages............. 7 fr.

HISTOIRE DE LA MÉDECINE & OUVRAGES ADMINISTRATIFS

AUDET, médecin major à l'Ecole spéciale militaire de Saint-Cyr. —
Manuel pratique de Médecine militaire. 1 joli vol. in-18,
cartonné diamant avec planches hors texte.............   5 fr.

BARNIER, médecin de 1ʳᵉ classe de la marine. **Aide-mémoire du
du Médecin de la Marine.** In-8 de.............   2 fr. 50.

GUARDIA (J.-M.). — **Histoire de la médecine** d'Hippocrate à
Broussais et ses successeurs. 1 vol. in-18 de 600 pages cartonné
diamant...   7 fr.

PETIT (A.), médecin-major de l'armée. — **Guide du Médecin et
du Pharmacien auxiliaires de l'armée,** programme de
l'examen d'aptitude prescrit par le dernier règlement ministériel en
date du 25 mai 1886, pour les docteurs en médecine, les pharmaciens, les officiers de santé et les étudiants à douze inscriptions
(deuxième édition, revue et corrigée), 1 vol. in-18 de 200 pages
avec figures...   3 fr. 50.

ROBERT (A.), médecin principal, professeur agrégé au Val-de-Grâce,
membre correspondant de la Société de chirurgie. — **Traité des
manœuvres d'ambulances et des connaissances militaires pratiques,** à l'usage des médecins de l'armée active, de
la réserve et de l'armée territoriale. 1 beau vol. grand in-8 de
640 pages avec 253 figures dans le texte.............   13 fr.

RODET (Dʳ Paul), médecin inspecteur des écoles de Paris. — **Guide
de l'étudiant en médecine et du médecin praticien,**
contenant les règlements administratifs, concernant les aspirants
au doctorat et à l'officiat, les étudiants étrangers et les étudiants
des écoles secondaires, les concours des facultés, des écoles et des
hôpitaux, les services d'aliénation mentale, le service militaire des
étudiants, les écoles de médecine militaire et navale, les services
médicaux dépendant des administrations publiques et privées.
1 vol. in-18 cartonné de 500 pages.................   3 fr. 50

BOTANIQUE

Annuaire de l'Administration des forêts. Tableau complet
au 1ᵉʳ février 1888 du personnel de l'Administration des forêts de
France et d'Algérie, 1 vol. grand in-8 de 165 pages...   3 fr. 50

**Atlas des champignons comestibles et vénéneux de la
France et des pays circonvoisins,** contenant 72 planches en
couleur où sont représentées les figures de 229 types des princi-

pales espèces de champignons recherchés pour l'alimentation et des espèces similaires suspectes ou dangereuses avec lesquelles elles peuvent être confondues, dessinées d'après nature avec leurs organes reproducteurs amplifiés par Charles RICHON, docteur en médecine, membre de la Société botanique de France. Accompagné d'une monographie de ces 229 espèces et d'une histoire générale des champignons comestibles et vénéneux, par Ernest ROZÉ, lauréat de l'Institut, membre de la Société botanique de France, etc. Texte illustré de 62 photogravures des dessins primitifs des anciens auteurs, d'après des reproductions exécutées par Charles ROLLET.

L'ouvrage est maintenant complet.

Prix des 2 vol. in-4 en carton.................... 90 fr.
Avec reliure spéciale............................. 100 fr.

BAILLON (H.), professeur d'histoire naturelle médicale à la Faculté de médecine. — **Le jardin botanique de la Faculté de médecine de Paris.** — Guide des élèves en médecine et des personnes qui étudient la botanique élémentaire et les familles naturelles des plantes. Contenant un résumé de leurs affinités et de leurs propriétés. 1 vol. in-18, cartonné diamant avec un plan du jardin collé sur toile..................................... 5 fr.

BAILLON (H.). — **Iconographie de la Flore Française,** paraissant par séries de 10 planches chromolithographiées (10 couleurs), d'après les aquarelles faites d'après nature sous les yeux de l'auteur. — Le texte explicatif, très complet, est imprimé au verso même des planches. Chaque planche porte un numéro qui n'indique que l'ordre de publication. Un index méthodique et des clefs dichotomiques établissant les séries naturelles suivant lesquelles les espèces doivent être disposées, seront publiées ultérieurement. Le nom des plantes qui appartiennent à la Flore parisienne est accompagné d'un signe particulier (*). Les principales localités des environs de Paris sont indiquées à la fin du paragraphe relatif à l'habitat.

Prix de chaque série de 10 planches avec couverture. 1 fr. 25
L'ouvrage sera publié en 40 ou 50 séries. Les 26 premières séries sont en vente (novembre 1888). Il paraît en moyenne une série par mois.

Les 200 premières planches de l'**Iconographie** ont été réunies en deux volumes, cartonnage toile, lettres dorées. M. BAILLON, pour ces premières centuries, a fait un résumé des plantes qu'elles contiennent ainsi qu'un titre et une courte introduction à l'ouvrage (en tout 24 pages de texte). — On peut se procurer à la librairie le texte en question ainsi que le cartonnage, moyennant **2 francs.** — Pour chaque centurie suivante, un texte analogue sera établi par l'auteur et sera vendu avec un cartonnage semblable, au prix de un franc.

BAILLON (H.). — **Guide élémentaire d'herborisation et de botanique pratique.** petit vol. avec figures dans le texte. 1 fr.

BLONDEL (R.), préparateur à la Faculté de médecine de Paris. — **Manuel de matière médicale,** comprenant la description, l'origine, la composition chimique, l'action physiologique et l'emploi thérapeutique des substances animales ou végétales employées en médecine; précédé d'une préface de M. DUJARDIN-BEAUMETZ, membre de l'Académie de médecine. 1 gros vol. in-18, cartonné,

percaline verte, tr. rouges, de 980 pages, avec 358 figures dans le
texte .... 9 fr.

CRIÉ (Louis), professeur à la Faculté des sciences de Rennes, Dr ès
sciences, pharmacien de 1re classe. — **Nouveaux éléments de
botanique,** pour les candidats au baccalauréat ès sciences, et les
élèves en médecine et en pharmacie, contenant l'organographie, la
morphologie, la physiologie, la botanique rurale et des notions de
géographie botanique et de botanique fossile. 1 gros vol. in-18,
de 1160 pages avec 1332 figures dans le texte.......... 10 fr.

CRIÉ (L.). — **Cours de Botanique** (organographie, familles naturelles), pour la classe de quatrième, et à l'usage des Écoles d'agriculture et forestières et des Écoles normales primaires. 3e *édition.*
1 beau vol. in-18, cartonné, de 500 p., avec 863 fig. dans le texte. 4 f. 50

CRIÉ (L.). — **Anatomie et Physiologie végétales** (cours
rédigé conformément aux nouveaux programmes), pour la classe
de philosophie et les candidats au baccalauréat ès lettres. 2e édition.
1 vol. in-18, cart., de 250 p., avec 230 fig. dans le texte... 3 fr.

CRIÉ (L.). — **Premières notions de Botanique,** pour la
classe de huitième et les écoles primaires, 1 vol. in-18, cartonné,
de 150 pages avec 132 figures..... .... 2 fr.

CRIÉ (L.) — **Essai sur la Flore primordiale :** ORGANISATION. —
DÉVELOPPEMENT. — AFFINITÉS. — DISTRIBUTION GÉOLOGIQUE ET GÉOGRA-
PHIQUE. Grand in-8, avec nombreuses figures dans le texte. 3 fr.

FLUCKIGER, professeur à l'Université de Strasbourg, et HANBURY,
membre des Sociétés royale et linnéenne de Londres. — **Histoire
des drogues d'origine végétale,** traduite de l'anglais, augmentée de très nombreuses notes par le Dr J.-L. DE LANESSAN,
professeur agrégé d'histoire naturelle à la Faculté de médecine de
Paris. 2 vol. in-8 d'environ 700 pages chacun, avec 350 figures
dessinées pour cette traduction...................... 25 fr.

FORQUIGNON (L.), professeur à la Faculté des sciences de Dijon. —
Les Champignons supérieurs. PHYSIOLOGIE. — ORGANOGRA-
PHIE. — CLASSIFICATION. — Avec un vocabulaire des termes tech-
niques. 1 vol. in-18, cartonné diamant, avec 100 figures.. 5 fr.

GÉRARD (R.), professeur agrégé à l'école supérieure de pharmacie
de Paris. — **Traité pratique de micrographie** appliquée à
l'étude de la Botanique, de la Zoologie, des Recherches cliniques
et des Falsifications. 1 vol. gr. in-8°, cartonné en toile, de 550 pages
de texte, avec 300 figures dans le texte et 40 planches sur cuivre
hors texte, contenant plus de 1200 dessins, 1 vol. grand in-8, cartonné toile.. 18 fr.

GRIGNON (E), pharmacien de 1re classe, ancien interne des hôpitaux
de Paris. — **Le Cidre.** Propriétés hygiéniques et médicales, composition chimique et analyse du cidre. 1 vol. in-18, av. fig. 3 fr. 50

LANESSAN, (J.-L. de), professeur agrégé d'histoire naturelle à la Faculté de médecine de Paris. — **Manuel d'histoire naturelle**

médicale (botanique, zoologie). 2ᵉ édition, corrigée et augmentée. 2 forts volumes in-18 formant 2,200 pages avec 2,050 figures dans le texte, 20 fr. — Cartonné en toile. . . . . . .   22 fr.

LANESSAN (J.-L. de). — **Flore de Paris** (phanérogames et cryptogames), contenant la description de toutes les espèces utiles ou nuisibles, avec l'indication de leurs propriétés médicinales, industrielles et économiques, et des tableaux dichotomiques très détaillés, permettant d'arriver facilement à la détermination des familles, des tribus, des genres et des espèces de toutes les phanérogames et cryptogames de la région parisienne, augmentée d'un tableau donnant les synonymes latins, les noms vulgaires, l'époque de floraison, l'habitat et les localités de toutes les espèces, d'un vocabulaire des termes techniques et d'un memento des principales herborisations. 1 beau vol. in-18 jés. de 950 pag. avec 702 fig. dans le texte.
        Prix broché, 8 fr. — Cartonné diamant, 9 fr.

LANESSAN (J.-L. de). — **Les plantes utiles des Colonies françaises.** Ouvrage imprimé par l'Imprimerie nationale. 1 beau vol. grand in-8 de 1000 pages. . . . .   9 fr.

LANESSAN (J.-L. de). — **Histoire des drogues simples d'origine végétale.** 2 vol. in-8 (Voir *Fluckiger et Hanbury*).   25 fr.

LANESSAN (J.-L. de). — **Flore générale des Champignons.** (Voir *Wunsche*).

LORENTZ et PARADE. — **Cours élémentaire de Culture des Bois.** 6ᵉ édition, publiée par MM. A. LORENTZ, directeur des forêts au ministère de l'Agriculture, et L. TASSY. 1 beau vol. in-8, de 750 pages, avec une planche hors texte. . . . .   9 fr.

MARCHAND (Léon), professeur à l'école supérieure de pharmacie de Paris. — **Botanique Cryptogamique pharmaceutico-médicale.** 2 vol. grand in-8, de 500 pages, avec de nombreuses figures dans le texte et des planches hors texte dessinées par FAGUET. *Le tome 1, qui comprend la 1ʳᵉ et la 2ᵉ partie est en vente. Il forme 1 vol. de 500 pages, avec 130 figures dans le texte et une planche en taille-douce, hors texte,* prix. . . . .   12 fr.

PORTES (L.), chimiste expert de l'Entrepôt, pharmacien en chef de Lourcine et F. RUYSSEN. — **Traité de la Vigne et de ses produits,** précédé d'une préface de M. A. CHATIN, membre de l'Institut, directeur de l'École supérieure de pharmacie de Paris. 3 forts volumes formant 2000 pages environ, avec 400 figures dans le texte. . . . .   30 fr.

POULSEN (V.-A.). — **Microchimie végétale,** guide pour les recherches phytohistologiques à l'usage des étudiants, traduit d'après le texte allemand par J. Paul LACHMANN, licencié ès sciences naturelles. 1 vol. in-18. . . . .   2 fr.

QUÉLET (Lucien). — **Enchiridion Fungorum in Europa Media** et præsertim in Gallia vigentium. 1 vol. in-18, cartonnage percaline verte, toile rouge. . . . .   10 fr.
        Exemplaire interfolié de papier blanc quadrillé. . . . .   14 fr.

QUÉLET (L.). — **Flore mycologique de la France et des pays limitrophes.** 1 fort vol. in-12, de 520 pages.......   8 fr.

TASSY (L.), conservateur des forêts. — **Aménagement des forêts.** 1 vol. in-8, de 700 pages. 3ᵉ édition très-augmentée, 1887.   8 fr.

TASSY (L.). — **État des forêts en France,** travaux à faire et mesures à prendre pour les rétablir dans les conditions normales. Une brochure de 120 pages...........................   2 fr.

Ce travail est extrait de la 3ᵉ édition de « l'Aménagement des Forêts ».

WUNSCHE (Otto), professeur au Gymnasium de Zwickau. — **Flore générale des Champignons.** Organisation, propriétés et caractères des familles, des genres et des espèces, traduit de l'allemand et annoté par J.-L. de LANESSAN, professeur agrégé à la Faculté de médecine de Paris. 1 vol. in-18 de plus de 550 pages.   8 fr.
Cartonné diamant..................................   9 fr.

———

ZOOLOGIE ET ANTHROPOLOGIE

BÉRENGER-FÉRAUD (L.-J.-B.), médecin en chef de la marine. — **La Race provençale.** Caractères anthropologiques, mœurs coutumes, aptitudes, etc. et ses peuplades d'origine. 1 vol. in-8 de 400 pages........................   8 fr.

CORRE (A.), professeur agrégé à l'École de Brest. — **La Mère et l'Enfant dans les races humaines.** In-18 de 300 pages, avec figures dans le texte....................   3 fr. 50

DICTIONNAIRE DES SCIENCES ANTHROPOLOGIQUES. (Voir aux *Dictionnaires*.)

DUBOIS (E.), professeur à l'École professionnelle de Reims. — **Les Produits naturels commerçables :** *Produits animaux.* 1 vol. in-12, de 360 pages...................   4 fr.

HUXLEY (Th.), secrétaire de la Société royale de Londres et MARTIN (H.-N.). — **Cours élémentaire et pratique de Biologie,** traduit de l'anglais par F. PRIEUR. 1 vol. in-18 de 400 pages.   4 fr.

LANESSAN (J.-L. de), professeur agrégé d'histoire naturelle à la Faculté de médecine de Paris. — **Traité de Zoologie. Protozoaires.** 1 beau vol. gr. in-8 de 350 pages, avec une table alphabétique et 300 figures dans le texte........................   10 fr.

Le traité de zoologie paraît par volumes ou parties à 300 ou 400 pages, ornés de très nombreuses figures, contenant chacune l'histoire complète d'un ou plusieurs groupe d'animaux, et terminés par une table analytique.

1ʳᵉ partie. — *Les Protozoaires* (paruc).

2ᵉ partie. — *Les Œufs et les Spermatozoïdes des Métazoaires. Les Cœlentérés* (sous presse).

3°, 4° et 5° partie. — *Les Vers et les Mollusques.*
6° et 7° partie. — *Les Arthropodes.*
8° 9° 10° partie. — *Les Proto-Vertébrés et les Vertébrés.*

LANESSAN (J.-L. de). — **Manuel de Zootomie,** guide pratique pour la dissection des animaux vertébrés et invertébrés à l'usage des étudiants en médecine, des écoles vétérinaires et des élèves qui préparent la licence ès sciences naturelles, par August Mojsisovics Elden Von Mosjvar, privat-docent de zoologie et d'anatomie comparée à l'Université de Gratz. Traduit de l'allemand et annoté par J.-L. de Lanessan. 1 vol. in-8 d'environ 400 pages avec 128 figures dans le texte... .. .. 9 fr.

LANESSAN (J.-L. de). — **Le Transformisme. Évolution de la matière et des êtres vivants.** 1 fort vol. in-18 de 600 pages avec figures dans le texte...................... 6 fr.

PHILIPPON (Gustave), ex-professeur d'Histoire naturelle au Lycée Henri IV. — **Cours de zoologie, l'homme et les animaux,** rédigé suivant les nouveaux program., pour les lycées et collèges, et à l'usage des Écoles normales primaires. Un joli vol. in-18 cart. toile, de 500 pages, avec 300 figures dans le texte..... 4 fr. 50

RAY-LANKESTER (E.), professeur de zoologie et d'anatomie comparée à l'« University college » de Londres. — **De l'embryologie et de la classification des animaux.** 1 vol. in-18 de 107 pages, avec 37 figures hors texte........................ 1 fr. 50

ROCHEBRUNE (A.-T. de), aide naturaliste au Museum d'histoire naturelle de Paris. — **Iconographie élémentaire du règne animal,** comprenant la figure et la description des types fondamentaux, représentant chacune des grandes classes zoologiques et de ceux des races domestiques.

Cette publication est en zoologie, ce que la *Flore française* du professeur Baillon est en botanique. Toutefois la complexité de la zoologie a conduit l'auteur à des modifications dont l'importance capitale ne peut échapper et se traduit dès l'apparition même des premières séries. Chaque planche porte un numéro indiquant la place qu'elle doit occuper dans l'ordre méthodique commençant aux vertébrés pour finir aux protozoaires.

Les races domestiques classées suivant cet ordre paraîtront au rang que chacune d'elles doit occuper dans la série animale.

Le texte explicatif imprimé au verso même de chaque planche, comprend la description, l'habitat, les mœurs et l'emploi de chaque animal.

Des généralités relatives aux notions de zoologie pure, d'anatomie, de classification, de distribution géographique, etc., seront données assurément pour être rangées en tête de chacune des classes établies.

Prix de chaque série de dix planches en huit et dix couleurs. 1 fr. 25
Les séries 1 à 8 sont en vente (novembre 1888). L'ouvrage sera publié en 60 séries au moins.

VAYSSIÈRE (A.), maître de conférences à la Faculté des sciences de Marseille. — **Atlas d'anatomie comparée des invertébrés,**

avec une préface de M. F. MARION, professeur à la Faculté des
sciences, directeur de la Station zoologique et du Musée d'histoire
naturelle de Marseille. 1, 2 et 3° fascicules. Petit in-4 en carton, contenant chacun 15 planches noires et coloriées, avec le texte correspondant.

*L'atlas sera complet en 4 fascicules de 15 planches. Le 4° fascicule pa-
raî ra en février 1889.*

Prix de l'ouvrage complet, se payant d'avance.....   36 fr.

WAGNER (Moritz). — **De la formation des espèces par la
ségrégation,** traduit de l'allemand. 1 vol. in-18.....   1 fr. 50

MINÉRALOGIE ET PALÉONTOLOGIE.

JAGNAUX (R.), membre de la Société Minéralogique de France et de
la Société des Ingénieurs. — **Traité de Minéralogie appliquée** aux arts, à l'industrie, au commerce et à l'agriculture, comprenant les principes de cette science, la description des miné-
raux, des roches utiles et celle des procédés industriels et métal-
lurgiques auxquels ils donnent naissance, à l'usage des candidats
à la licence, des ingénieurs, des chimistes, des métallurgistes,
des industriels, etc. etc. Un très fort volume gr. in-8 de 900 pages,
avec 468 figures dans le texte.......................   20 fr.

PORTES (L.), pharmacien en chef de l'hôpital de Lourcine. — **Manuel de minéralogie.** 1 vol. in-18 jésus, cartonné diamant, de
366 pages, avec 66 figures intercalées dans le texte.......   5 fr.

ZITTEL (Karl), professeur à l'Université de Munich, et SCHIMPER (Ch.),
professeur à l'Université de Strasbourg. — **Traité de Paléon-
tologie.** Traduit de l'allemand par Ch. BARROIS, maître de conférences à la Faculté des sciences de Lille 3 vol. grand in-8 de
700 à 800 pages chacun avec 1,800 figures dans le texte.

Le tome I — *Paléozoologie.* 1 vol. in-8 de 770 pages, avec 563
figures dans le texte, est en vente................   37 fr. 50

Le Tome II — *Paléozoologie* (fin). — Comprenant les mollusques
et les articulés, 900 pages, avec 1.109 fig. dans le texte...   45 fr.

Le Tome III — *Paléobotanique.* (Sous presse.)

CHIMIE, ÉLECTRICITÉ ET MAGNÉTISME

BARDET (G.). — Traité élémentaire et pratique d'électricité médicale avec une préface de M. le prof. C. M. GARIEL, 1 beau vol. in-8 de 640 pages, avec 250 figures dans le texte. 10 fr.

BARÉTY (A.), ancien interne des hôpitaux de Paris. — Le Magnétisme animal, étudié sous le nom de force neurique rayonnante et circulante, dans ses propriétés physiques, physiologiques et thérapeutiques. Un vol. gr. in-8 de 640 pages avec 82 figures. .... 14 fr.

BERNHEIM, professeur à la Faculté de médecine de Nancy. — De la suggestion et de ses applications à la thérapeutique. 2° édition, 1 vol. in-18 de 600 pages avec figures dans le texte. Broché, 6 fr., cartonné diamant .... 7 fr.

BOUDET DE PARIS, ancien interne des hôpitaux de Paris. — Électricité médicale. Études électrophysiologiques et cliniques. 1 vol. gr. in-8 de 800 pages, avec de nombreuses figures dans le texte. Cet ouvrage paraîtra en 3 fascicules. Les 1er et 2° fascicules sont en vente, ils forment 500 pages avec 140 fig. .... 10 fr.
Le 3° fascicule paraîtra en 1889.

BOUDET DE PARIS. — La Photographie sans appareils pour la reproduction des dessins, gravures, photographies et objets plans quelconque. In-8 avec 10 planches hors texte en héliogravure .... 3 fr 50

CHASSAING (E). — Etude pratique de la Pepsine. 1 vol. in-12 de 170 pages cartonné. .... 3 fr.

CHASTAING (P.), professeur agrégé à l'Ecole supérieure de pharmacie de Paris, et E. BARILLOT. — Chimie organique. Essai analytique sur la détermination des fonctions. Un vol. in-18 de 290 pages. .... 4 fr.

DUTER (E.), agrégé de l'Université, docteur ès sciences physiques, professeur de physique au lycée Louis-le-Grand. — Cours d'électricité rédigé conformément aux nouveaux programmes. 1 vol. in-18, cartonné toile, de 280 pages, avec 200 figures dans le texte .... 3 fr. 50

EGASSE (E.). — Manuel de photographie au gélatino-bromure d'argent. 1 vol. in-18, cartonné toile. .... 3 fr.

GARIEL (C.-M.), professeur à la Faculté de médecine de Paris, membre de l'Académie de médecine, ingénieur en chef des Ponts et chaussées. — Traité pratique d'électricité, comprenant les applications aux *Sciences* et à l'*Industrie* et notamment à la *Télégraphie*, à l'*Eclairage électrique*, à la *Galvanoplastie*, à la *Physiologie*, à la *Médecine*, à la *Météorologie*, etc., etc. Deux beaux volumes grand in-8 formant 1,000 pages avec 600 figures dans le texte. Ouvrage complet. .... 24 fr.

FONTAN (J.), professeur à l'École de Toulon, et Ch. SEGARD, chef de clinique à la même école. — **Éléments de médecine suggestive.** *Hypnotisme et suggestion.* 1 vol. in-18 de 320 p. 4 fr.

GRAHAM (professeur). — **La chimie de la panification,** traduit de l'anglais, 1 vol. in-18...... 2 fr.

HÉTET, pharmacien en chef de la marine, professeur de chimie à l'École de médecine navale de Brest. — **Manuel de chimie organique** avec ses applications à la médecine, à l'hygiène et à la toxicologie. 1 vol. in-18, de 880 pages, avec 50 figures dans le texte. Broché, 8 fr. — Cartonné...... 9 fr.

HUGUET (R.), ancien interne, lauréat des hôpitaux de Paris, professeur de chimie à l'École de médecine et de pharmacie de Clermont-Ferrand, pharmacien en chef des hospices. — **Traité de Pharmacie théorique et pratique.** 1 vol. gr. in-8 cartonné de 1,230 pages, avec 430 figures dans le texte...... 18 fr.

JAGNAUX (R.), professeur de chimie à l'Association philotechniques membre de la Société Minéralogique de France, et de la Société de, ingénieurs civils, etc. — **Traité de chimie générale analytique et appliquée,** 4 vol. gr. in-8 formant 2,200 pages avec 800 fig. dans le texte, et 2 planches en couleur, hors texte. 48 fr.

JAGNAUX (R.). — **Traité pratique d'analyses chimiques et d'essais industriels,** méthodes nouvelles pour le dosage des substances minérales, minerais, métaux, alliages et produits d'art à l'usage des ingénieurs, des chimistes, des métallurgistes, etc., 1 vol. in-18 de 500 pages avec figures...... 6 fr.

LIEGEOIS (Jules), professeur à la Faculté de droit de Nancy. — **De la Suggestion et du Somnambulisme** dans leurs rapports avec la Jurisprudence et la médecine légale. 1 beau vol. in-12 de 760 pages...... 7 fr. 50

MONANGE, préparateur à la Faculté de médecine de Paris. — **Les Drogues chimiques,** d'après le droguier de la Faculté. 1 vol. in-18 de 280 pages...... 3 fr.

PATEIN, pharmacien en chef de Lariboisière, docteur ès sciences. — **Manuel de Physique médicale et pharmaceutique.** 1 fort vol. in-18 de 800 pages, avec 400 figures.
Prix : Broché...... 7 fr. | Cartonné diamant.. 8 fr.

OCHOROWICZ (J.), ancien professeur agrégé à l'Université de Lemberg. — **La Suggestion mentale.** 2ᵉ édition, 1 vol. in-18 jésus de 500 pages...... 5 fr.

SKEPTO. — **L'Hypnotisme et les Religions.** La fin du merveilleux, 2ᵉ édition. 1 vol. in-18 de 300 pages...... 2 fr. 50

YUNG (Émile), Privat-Docent à l'Université de Genève. — **Le Sommeil normal et le Sommeil pathologique,** magnétisme animal, hypnotisme, névrose hystérique. 1 vol. in-18...... 2 fr. 50

Tours Imp. DESLIS FRÈRES

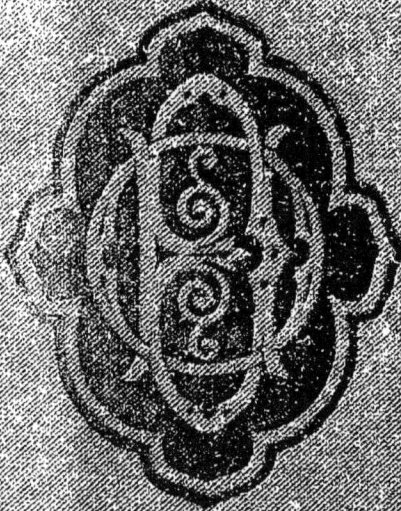